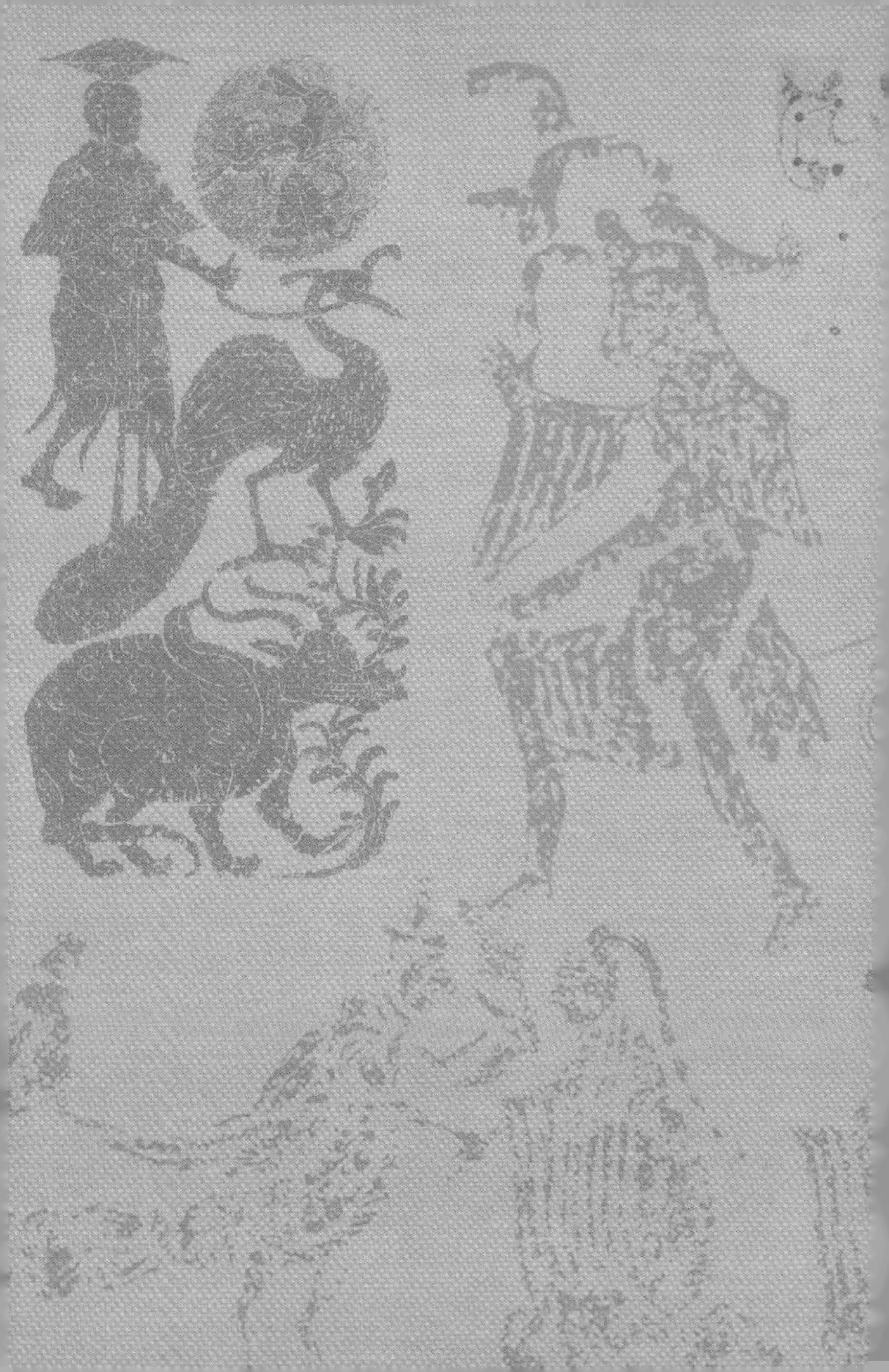

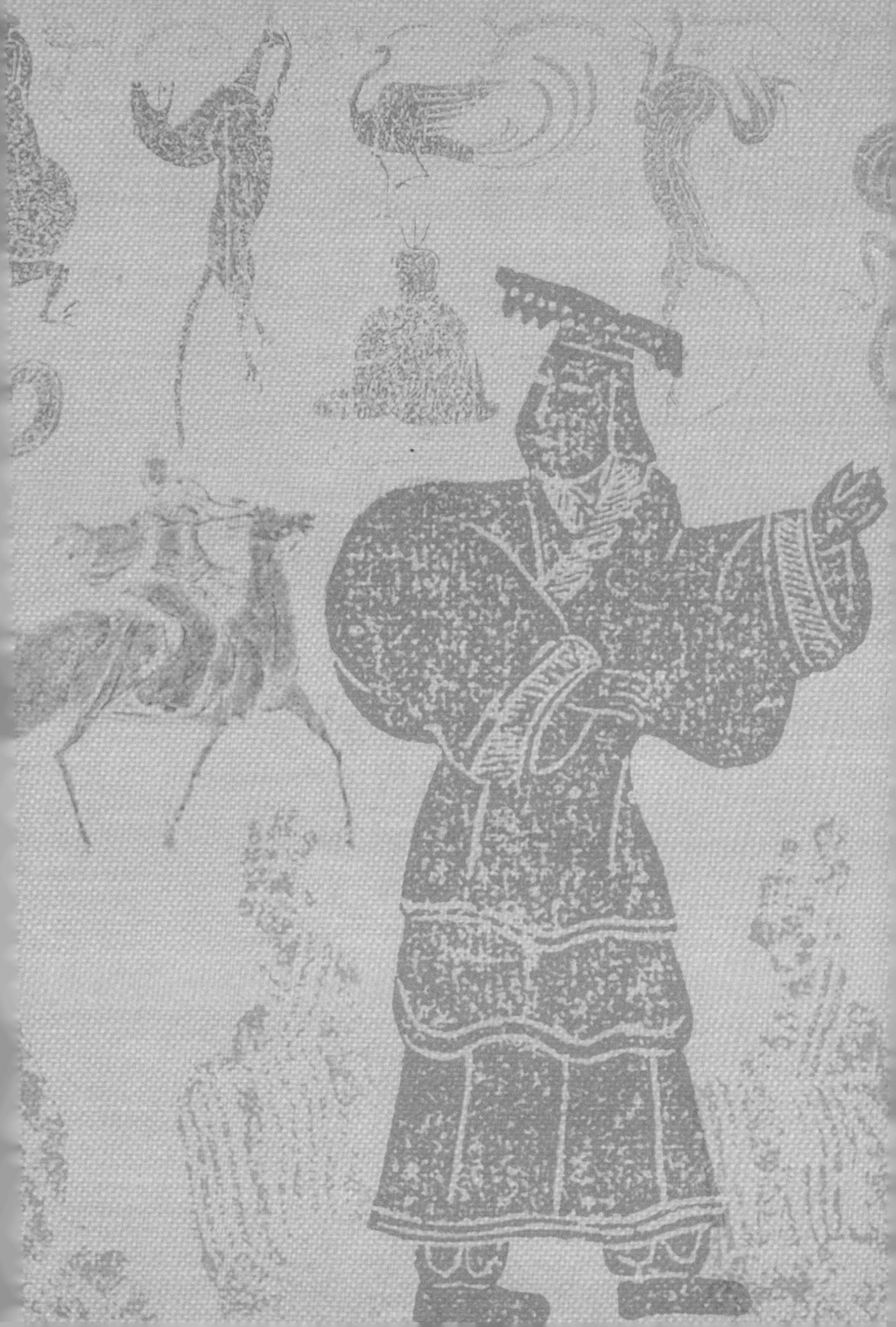

中国古医籍整理丛书

内经博议

清·罗　美　著

杨杏林　校注

中国中医药出版社

·北　京·

图书在版编目（CIP）数据

内经博议／（清）罗美著；杨杏林校注．—北京：中国中医药出版社，2015.1（2021.1重印）

（中国古医籍整理丛书）

ISBN 978－7－5132－2211－2

Ⅰ.①内…　Ⅱ.①罗…②杨…　Ⅲ.①《内经》－研究
Ⅳ.①R221

中国版本图书馆CIP数据核字（2014）第282930号

中国中医药出版社出版
北京经济技术开发区科创十三街31号院二区8号楼
邮政编码　100176
传真　010 64405721
廊坊市祥丰印刷有限公司印刷
各地新华书店经销
*
开本 710×1000　1/16　印张 12.5　字数 88 千字
2015年1月第1版　2021年1月第2次印刷
书　号　ISBN 978－7－5132－2211－2
*
定价　38.00元
网址　www.cptcm.com

如有印装质量问题请与本社出版部调换（010 64405510）

社长热线　010 64405720
购书热线　010 64065415　010 64065413
微信服务号　zgzyycbs
书店网址　csln.net/qksd/
官方微博　http://e.weibo.com/cptcm
淘宝天猫网址　http://zgzyycbs.tmall.com

国家中医药管理局
中医药古籍保护与利用能力建设项目
组织工作委员会

主 任 委 员 王国强
副 主 任 委 员 王志勇 李大宁
执行主任委员 曹洪欣 苏钢强 王国辰 欧阳兵
执行副主任委员 李 昱 武 东 李秀明 张成博
委 员

各省市项目组分管领导和主要专家

（山东省）武继彪 欧阳兵 张成博 贾青顺
（江苏省）吴勉华 周仲瑛 段金廒 胡 烈
（上海市）张怀琼 季 光 严世芸 段逸山
（福建省）阮诗玮 陈立典 李灿东 纪立金
（浙江省）徐伟伟 范永升 柴可群 盛增秀
（陕西省）黄立勋 呼 燕 魏少阳 苏荣彪
（河南省）夏祖昌 刘文第 韩新峰 许敬生
（辽宁省）杨关林 康廷国 石 岩 李德新
（四川省）杨殿兴 梁繁荣 余曙光 张 毅

各项目组负责人

王振国（山东省） 王旭东（江苏省） 张如青（上海市）
李灿东（福建省） 陈勇毅（浙江省） 焦振廉（陕西省）
蔡永敏（河南省） 鞠宝兆（辽宁省） 和中浚（四川省）

项目专家组

顾　问　马继兴　张灿玾　李经纬

组　长　余瀛鳌

成　员　李致忠　钱超尘　段逸山　严世芸　鲁兆麟
郑金生　林端宜　欧阳兵　高文柱　柳长华
王振国　王旭东　崔　蒙　严季澜　黄龙祥
陈勇毅　张志清

项目办公室（组织工作委员会办公室）

主　任　王振国　王思成

副主任　王振宇　刘群峰　陈榕虎　杨振宁　朱毓梅
刘更生　华中健

成　员　陈丽娜　邱　岳　王　庆　王　鹏　王春燕
郭瑞华　宋咏梅　周　扬　范　磊　张永泰
罗海鹰　王　爽　王　捷　贺晓路　熊智波

秘　书　张丰聪

前 言

中医药古籍是传承中华优秀文化的重要载体，也是中医学传承数千年的知识宝库，凝聚着中华民族特有的精神价值、思维方法、生命理论和医疗经验，不仅对于传承中医学术具有重要的历史价值，更是现代中医药科技创新和学术进步的源头和根基。保护和利用好中医药古籍，是弘扬中国优秀传统文化、传承中医学术的必由之路，事关中医药事业发展全局。

1949 年以来，在政府的大力支持和推动下，开展了系统的中医药古籍整理研究。1958 年，国务院科学规划委员会古籍整理出版规划小组在北京成立，负责指导全国的古籍整理出版工作。1982 年，国务院古籍整理出版规划小组召开全国古籍整理出版规划会议，制定了《古籍整理出版规划（1982—1990）》，卫生部先后下达了两批 200 余种中医古籍整理任务，掀起了中医古籍整理研究的新高潮，对中医文化与学术的弘扬、传承和发展，发挥了极其重要的作用，产生了不可估量的深远影响。

2007 年《国务院办公厅关于进一步加强古籍保护工作的意见》明确提出进一步加强古籍整理、出版和研究利用，以及

“保护为主、抢救第一、合理利用、加强管理”的方针。2009年《国务院关于扶持和促进中医药事业发展的若干意见》指出，要“开展中医药古籍普查登记，建立综合信息数据库和珍贵古籍名录，加强整理、出版、研究和利用”。《中医药创新发展规划纲要（2006—2020)》强调继承与创新并重，推动中医药传承与创新发展。

2003~2010年，国家财政多次立项支持中国中医科学院开展针对性中医药古籍抢救保护工作，在中国中医科学院图书馆设立全国唯一的行业古籍保护中心，影印抢救濒危珍本、孤本中医古籍1640余种；整理发布《中国中医古籍总目》；遴选351种孤本收入《中医古籍孤本大全》影印出版；开展了海外中医古籍目录调研和孤本回归工作，收集了11个国家和2个地区137个图书馆的240余种书目，基本摸清流失海外的中医古籍现状，确定国内失传的中医药古籍共有220种，复制出版海外所藏中医药古籍133种。2010年，国家财政部、国家中医药管理局设立“中医药古籍保护与利用能力建设项目”，资助整理400余种中医药古籍，并着眼于加强中医药古籍保护和研究机构建设，培养中医古籍整理研究的后备人才，全面提高中医药古籍保护与利用能力。

在此，国家中医药管理局成立了中医药古籍保护和利用专家组和项目办公室，专家组负责项目指导、咨询、质量把关，项目办公室负责实施过程的统筹协调。专家组成员对古籍整理研究具有丰富的经验，有的专家从事古籍整理研究长达70余年，深知中医药古籍整理研究的重要性、艰巨性与复杂性，履行职责认真务实。专家组从书目确定、版本选择、点校、注释等各方面，为项目实施提供了强有力的专业指导。老一辈专家的学术水平和智慧，是项目成功的重要保证。项目承担单位山东中医药大学、南京中医药大学、上海中医药大学、福建中医药大学、浙江省中医药研究院、陕西省中医药研究院、河南省中医药研究院、辽宁中医药大学、成都中医药大学及所在省市中医药管理部门精心组织，充分发挥区域间互补协作的优势，并得到承担项目出版工作的中国中医药出版社大力配合，全面推进中医药古籍保护与利用网络体系的构建和人才队伍建设，使一批有志于中医学术传承与古籍整理工作的人才凝聚在一起，研究队伍日益壮大，研究水平不断提高。

本着“抢救、保护、发掘、利用”的理念，该项目重点选择近60年未曾出版的重要古医籍，综合考虑所选古籍的保护价值、学术价值和实用价值。400余种中医药古籍涵盖了医经、基础理论、诊法、伤寒金匮、温病、本草、方书、内科、外科、女科、儿科、伤科、眼科、咽喉口齿、针灸推拿、养生、医案医话医论、医史、临证综合等门类，跨越唐、宋、金元、明以迄清末。全部古籍均按照项目办公室组织完成的行业标准《中医古籍整理规范》及《中医药古籍整理细则》进行整理校注，绝大多数中医药古籍是第一次校注出版，一批孤本、稿本、抄本更是首次整理面世。对一些重要学术问题的研究成果，则集中收录于各书的“校注说明”或“校注后记”中。

“既出书又出人”是本项目追求的目标。近年来，中医药古籍整理工作形势严峻，老一辈逐渐退出，新一代普遍存在整理研究古籍的经验不足、专业思想不坚定等问题，使中医古籍整理面临人才流失严重、青黄不接的局面。通过本项目实施，搭建平台，完善机制，培养队伍，提升能力，经过近5年的建设，锻炼了一批优秀人才，老中青三代齐聚一堂，有效地稳定了研究队伍，为中医药古籍整理工作的开展和中医文化与学术的传承提供必备的知识和人才储备。

本项目的实施与《中国古医籍整理丛书》的出版，对于加强中医药古籍文献研究队伍建设、建立古籍研究平台，提高古籍整理水平均具有积极的推动作用，对弘扬我国优秀传统文化，推进中医药继承创新，进一步发挥中医药服务民众的养生保健与防病治病作用将产生深远影响。

第九届、第十届全国人大常委会副委员长许嘉璐先生，国家卫生计生委副主任、国家中医药管理局局长、中华中医药学会会长王国强先生，我国著名医史文献专家、中国中医科学院马继兴先生在百忙之中为丛书作序，我们深表敬意和感谢。

由于参与校注整理工作的人员较多，水平不一，诸多方面尚未臻完善，希望专家、读者不吝赐教。

国家中医药管理局中医药古籍保护与利用能力建设项目办公室

二〇一四年十二月

许序

“中医”之名立，迄今不逾百年，所以冠以“中”字者，以别于“洋”与“西”也。慎思之，明辨之，斯名之出，无奈耳，或亦时人不甘泯没而特标其犹在之举也。

前此，祖传医术（今世方称为“学”）绵延数千载，救民无数；华夏屡遭时疫，皆仰之以度困厄。中华民族之未如印第安遭染殖民者所携疾病而族灭者，中医之功也。

医兴则国兴，国强则医强。百年运衰，岂但国土肢解，五千年文明亦不得全，非遭泯灭，即蒙冤扭曲。西方医学以其捷便速效，始则为传教之利器，继则以“科学”之冕畅行于中华。中医虽为内外所夹击，斥之为蒙昧，为伪医，然四亿同胞衣食不保，得获西医之益者甚寡，中医犹为人民之所赖。虽然，中国医学日益陵替，乃不可免，势使之然也。呜呼！覆巢之下安有完卵？

嗣后，国家新生，中医旋即得以重振，与西医并举，探寻结合之路。今也，中华诸多文化，自民俗、礼仪、工艺、戏曲、历史、文学，以至伦理、信仰，皆渐复起，中国医学之兴乃属必然。

迄今中医犹为国家医疗系统之辅，城市尤甚。何哉？盖一则西医赖声、光、电技术而于20世纪发展极速，中医则难见其进。二则国人惊羡西医之“立竿见影”，遂以为其事事胜于中医。然西医已自觉将入绝境：其若干医法正负效应相若，甚或负远逾于正；研究医理者，渐知人乃一整体，心、身非如中世纪所认定为二对立物，且人体亦非宇宙之中心，仅为其一小单位，与宇宙万象万物息息相关。认识至此，其已向中国医学之理念“靠拢”矣，虽彼未必知中国医学何如也。唯其不知中国医理何如，纯由其实践而有所悟，益以证中国之认识人体不为伪，亦不为玄虚。然国人知此趋向者，几人？

国医欲再现宋明清高峰，成国中主流医学，则一须继承，一须创新。继承则必深研原典，激清汰浊，复吸纳西医及我藏、蒙、维、回、苗、彝诸民族医术之精华；创新之道，在于今之科技，既用其器，亦参照其道，反思己之医理，审问之，笃行之，深化之，普及之，于普及中认知人体及环境古今之异，以建成当代国医理论。欲达于斯境，或需百年欤？予恐西医既已醒悟，若加力吸收中医精粹，促中医西医深度结合，形成21世纪之新医学，届时“制高点”将在何方？国人于此转折之机，能不忧虑而奋力乎？

予所谓深研之原典，非指一二习见之书、千古权威之作；就医界整体言之，所传所承自应为医籍之全部。盖后世名医所著，乃其秉诸前人所述，总结终生行医用药经验所得，自当已成今世、后世之要籍。

盛世修典，信然。盖典籍得修，方可言传言承。虽前此50余载已启医籍整理、出版之役，惜旋即中辍。阅20载再兴整理、出版之潮，世所罕见之要籍千余部陆续问世，洋洋大观。

今复有“中医药古籍保护与利用能力建设”之工程，集九省市专家，历经五载，董理出版自唐迄清医籍，都400余种，凡中医之基础医理、伤寒、温病及各科诊治、医案医话、推拿本草，俱涵盖之。

噫！璐既知此，能不胜其悦乎？汇集刻印医籍，自古有之，然孰与今世之盛且精也！自今而后，中国医家及患者，得览斯典，当于前人益敬而畏之矣。中华民族之屡经灾难而益蕃，乃至未来之永续，端赖之也，自今以往岂可不后出转精乎？典籍既蜂出矣，余则有望于来者。

谨序。

第九届、十届全国人大常委会副委员长

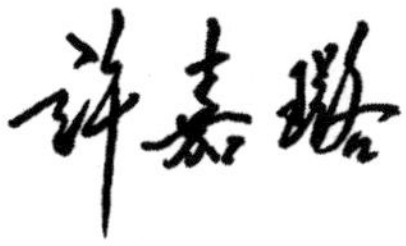

二〇一四年冬

王 序

中医学是中华民族在长期生产生活实践中，在与疾病作斗争中逐步形成并不断丰富发展的医学科学，是中国古代科学的瑰宝，为中华民族的繁衍昌盛作出了巨大贡献，对世界文明进步产生了积极影响。时至今日，中医学作为我国医学的特色和重要医药卫生资源，与西医学相互补充、相互促进、协调发展，共同担负着维护和促进人民健康的任务，已成为我国医药卫生事业的重要特征和显著优势。

中医药古籍在存世的中华古籍中占有相当重要的比重，不仅是中医学术传承数千年最为重要的知识载体，也是中医为中华民族繁衍昌盛发挥重要作用的历史见证。中医药典籍不仅承载着中医的学术经验，而且蕴含着中华民族优秀的思想文化，凝聚着中华民族的聪明智慧，是祖先留给我们的宝贵物质财富和精神财富。加强对中医药古籍的保护与利用，既是中医学发展的需要，也是传承中华文化的迫切要求，更是历史赋予我们的责任。

2010 年，国家中医药管理局启动了中医药古籍保护与利用能力建设项目。这既是传承中医药的重要工程，也是弘扬优秀民族文化的重要举措，不仅能够全面推进中医药的有效继承和创新发展，为维护人民健康做出贡献，也能够彰显中华民族的璀璨文化，为实现中华民族伟大复兴的中国梦作出贡献。

相信这项工作一定能造福当今，嘉惠后世，福泽绵长。

国家卫生和计划生育委员会副主任

国家中医药管理局局长

中华中医药学会会长

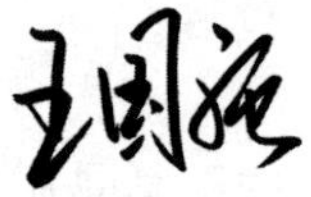

二〇一四年十二月

马 序

新中国成立以来，党和国家高度重视中医药事业发展，重视古籍的保护、整理和研究工作。自1958年始，国务院先后成立了三届古籍整理出版规划小组，分别由齐燕铭、李一氓、匡亚明担任组长，主持制订了《整理和出版古籍十年规划（1962—1972）》《古籍整理出版规划（1982—1990）》《中国古籍整理出版十年规划和“八五”计划（1991—2000）》等，而第三次规划中医药古籍整理即纳入其中。1982年9月，卫生部下发《1982—1990年中医古籍整理出版规划》，1983年1月，中医古籍整理出版办公室正式成立，保证了中医古籍整理出版规划的实施。2002年2月，《国家古籍整理出版“十五”（2001—2005）重点规划》经新闻出版署和全国古籍整理出版规划领导小组批准，颁布实施。其后，又陆续制定了国家古籍整理出版“十一五”和“十二五”重点规划。国家财政多次立项支持中国中医科学院开展针对性中医药古籍抢救保护工作，文化部在中国中医科学院图书馆专门设立全国唯一的行业古籍保护中心，国家先后投入中医药古籍保护专项经费超过3000万元，影印抢救濒危珍、善、孤本中医古籍 1640 余种，开展了海外中医古籍目录调研和孤本回归工作。2010 年，国家财政部、国家中医药管理局安排国家公共卫生专项资金，设立了“中医药古籍保护与利用能力建设项目”，这是继 1982～1986 年第一批、第二批重要中医药古籍整理之后的又一次大规模古籍整理工程，重点整理新中国成立后未曾出版的重要古籍，目标是形成并普及规范的通行本、传世本。

为保证项目的顺利实施，项目组特别成立了专家组，承担咨询和技术指导，以及古籍出版之前的审定工作。专家组中的许多成员虽逾古稀之年，但老骥伏枥，孜孜不倦，不仅对项目进行宏观指导和质量把关，更重要的是通过古籍整理，以老带新，言传身教，培养一批中医药古籍整理研究的后备人才，促进了中医药古籍保护和研究机构建设，全面提升了我国中医药古籍保护与利用能力。

作为项目组顾问之一，我深感中医药古籍保护、抢救与整理工作的重要性和紧迫性，也深知传承中医药古籍整理经验任重而道远。令人欣慰的是，在项目实施过程中，我看到了老中青三代的紧密衔接，看到了大家的坚持和努力，看到了年轻一代的成长。相信中医药古籍整理工作的将来会越来越好，中医药学的发展会越来越好。

欣喜之余，以是为序。

中国中医科学院研究员

马继兴

二〇一四年十二月

校注说明

一、关于作者和《内经博议》

《内经博议》由清初医家罗美著。罗美，字澹生，号东逸，别号东美，生活于清初康熙年间，具体生卒年不详。罗氏祖籍新安（即安徽徽州），后寓居江苏常熟虞山。他贯通经史，晓熟百家，曾编著《左氏春秋便览》，同时谙悉《周易》，兼习岐黄术，对《内经》《难经》《伤寒论》等均钻研颇深，并博览各家，撰有多部医学论著，晚年则专以医药济人，为清初常熟地区著名医家。除《内经博议》外，罗氏还著有《古今名医方论》四卷、《古今名医汇粹》八卷和《内经挈领增删集注》二十二卷（未刊）。

《内经博议》的具体成书年代不详，但根据该书中并无明显避讳现象，凡“福”“临”“玄”“烨”“胤”“禛”等字均无避改，仍用原字，推断该书约成书于康熙初年。《内经博议》成书后并未付梓，故现所存者均为抄本。据《中国中医古籍总目》等所载，国内现有 7 家图书馆存有该书抄本。1936 年上海世界书局出版《珍本医书集成》时，将该书收入在内，自此有铅印本。

该书目前有两种抄本流传，一种是康熙年本，另一种是乾隆年本。两种版本不同之处主要在于乾隆年本对康熙年本做了删改校订，并且重新进行了编次，内容上亦有所增加。康熙本的内容目次顺序为人道、脉法、针刺、病能、天道、述病六部，计 58 篇。而乾隆本则以天道、人道、脉法、针刺、病能和述病六部排列，又另外增加了附录2篇，计为60篇。在文字表达方面，乾隆本也对康熙本做了不少修改和润色加工，使之更具可读性。此外，乾隆本因避讳原因，“玄”字俱改为“元”，如“玄府”作“元府”等。

《内经博议》为罗美现仍存世的四部著作之一，是罗氏精研《内经》的心得。与其他注解《内经》之书有所不同，罗美不是对经文逐条逐句释文解义，而是注重对《内经》理论的阐发，同时根据自己的临证体验，深入浅出，阐述心得，同时又能广参诸家之见，颇有见地。由于该书说理通允，理论与临床相结合，内容广泛全面，切于实际，故被不少名家所青睐。

二、选择底本和校本

本次整理采用南京图书馆藏本作为底本。该本是康熙年本，抄录者不详，抄录时间当在康雍年间。此本曾被清康乾时期著名藏书家、医家孙从添所藏，并加点批、题识，书中有孙氏的题记和钤印，为现存抄录最早本（简称孙本）。但孙本并非全本，缺少《脉法部》中的“诊法论”“神转不回论”和《病能部》中的“太阳经经络及膀胱病论”三篇正文，仅为55篇。校本选择上海辞书出版社藏本和上海图书馆藏本。上海辞书出版社藏本为乾隆年本，曾由浙江近代名医裘吉生所藏（简称裘本），1936年上海世界书局编辑出版《珍本医书集成》，就以此本为底本，现该本中仍有当年编辑排印时的笔记记号。此本是目前流传比较广的版本，故选为校本。上海图书馆藏本系马秀夫所抄（简称马本），马氏的生平及生卒年代均不详。此本为康熙年本，但据书中已出现避讳字，如“玄”“真”等字均少一点，故抄录时间当在雍正年之后。虽然此本部分残缺，但仍保留了康熙本的基本原貌，尤其是此本保存有孙本所缺失《脉法部》的“诊法论”和“神转不回论”2篇，此次整理中据以辑补，故同为校本。

对于本书所引《内经》《难经》《脉经》等著作之原文，则以各书之现通行本为他校本。《内经》选郭霭春编著，贵州教育出版社2010年出版的《素问校注语释》《灵枢校注语释》；《难经》选南京中医学院校释，人民卫生出版社1979年出版的《难经校释》；《脉经》选晋代王叔和撰，商务印书馆1956年印本。

三、校注方法

1. 本次校勘，主要采用对校和他校的方法，部分内容涉及理校。

2. 底本为繁体竖排，本次改为简体横排，并对原书进行现代标点。

3. 凡底本中因抄写错误所致的明显错别字，予以径改，不出校。如日→曰，已→巳等。底本字辨认不清者，以虚阙号“□”补入。

4. 对底本中的异体字、俗体字、古今字，按照从俗、从简、书写方便和音义明确的原则，予以径改，不出校。所改字词如下：

写→泻　耎→软　稸→蓄
遡→溯　炁→气　濇→涩
煖→暖　醎→咸　寔→实
旹→时　踈→疏　捄→救
痠→酸　眴→眩　矢→屎
瘖→喑　痺→痹　胻→胻
臭→嗅

“藏”“府”为“脏”“腑”之意时，亦予径改，不再出注。

5. 对底本中原有的孙从添题记，于正文相应处以正文形式录入；无对应处者，则以校记形式录入。对书中的孙氏眉批，另以小字单行排列，前加“（孙批）”置于正文相应处。

6. 底本目录为58篇，正文缺“诊法论”“神转不回论”和“太阳经经络及膀胱病论”3篇，实为55篇。此次整理校勘，正文据马本辑补“诊法论”“神转不回论”2篇，共计为57篇。目录与正文不一致者，除在正文相应处据目录补入“太阳经经络及膀胱病论”篇名外，其他均据正文径改目录，不一一出注。

7. 书中凡引用他书文字，尽可能标注出处。其完全相同者用“语见”，文字稍有出入者用“语出”，若文义相同而文字有较大出入者用“语本”，均不加引号。

8. 本书是罗美研究《内经》的体会见解，书中罗氏大量采用《内经》语言及词句加以阐述己见，本次校勘凡明确引用《内经》原文或词句者，予以标注出处，其他则不作引注。

9. 底本每卷前“新安后学罗美东逸甫著”字样，及底本中所有印章，一并删去。

孙识[1]

《内经博议》四卷，医学精微，参互考订，符洽[2]致病之由，治疗方法。于此显明《素问》《九卷》字字合法，真全生宝筏、救生灵丹也。

石芝记

乾隆元年十二月石芝阅二年正月批点又记

① 孙识：原无，本次整理补。
② 符洽：符合。

内经博议题辞

儒可无用乎？耳目心思，等之木石，百年为可悼也。儒可有用乎？兵刑钱谷，缀[①]之职司，一时为可鄙也。居今之世，志古之道，求所为卓然[②]自命，上不混[③]君王而下不委[④]诸草莽者，其在岐黄之业乎？夫岐黄之业谈何容易，不知阴阳消长之理者，不可与言医；不知死生变化之故者，不可与言医；不知草木、虫鱼、丘陵、牝牡[⑤]之性情者，不可与言医；不知古今异宜，刚柔互用，应变合于杪忽[⑥]者，不可与言医。若是，则五经四子书，医之宗旨也；二十一史前后成败，君臣兴废之所繇[⑦]，医之证据也；与夫诸子百家零星传记，杂出于饮食药石之书，医之杂俎[⑧]也。宰相须用读书人，国医须用读书人。如是而儒之一生，无用不等之木石，有用不缀之职司，休德令闻[⑨]，两[⑩]擅其美，岂不重赖夫医也耶？医之不可易言，儒之不可易言也。

---

① 缀：连接。

② 卓然：卓越高超的样子。

③ 混：欺骗。

④ 委：舍弃。

⑤ 牝牡（pìnmǔ 聘母）：雄性和雌性。此处泛指阴阳变化。

⑥ 杪（miǎo 秒）忽：杪，裘本作“秒”。甚微小。

⑦ 繇：通“由”。清·朱骏声《说文通训定声·孚部》：“繇，假借为由。”

⑧ 杂俎：杂录。

⑨ 休德令闻：美好的品行和声誉。

⑩ 两：裘本作“而”。

余性鄙寡交，不乐轻与[①]人，人不屑我与。犹忆总角[②]时，郡中得交罗君澹生，即今之东逸先生也。探所得紬绎[③]，胸中经史，衮衮[④]可听，旁及古文字，学皆可法，知其非常之人。未几陵谷变迁[⑤]，隐现于烟雨蓬茨[⑥]之下，名可得闻，迹不可得见，如是者三十年。君之读书乐道，视壮年又如何？而《内经博议》诸书出矣。人谓与东逸先生同时讨论，朝夕不倦，所重岂在区区。余应之曰：儒之无用者如彼，有用者又如此。百岁而后，几欲尚友[⑦]东逸者，非《博议》诸书，又焉足千古哉！

友弟石年赵汝揆[⑧]拜书

① 与：交往。

② 总角：童年时期。

③ 紬绎（chōuyì 抽亦）：寻究事理，缉成条绪。紬，理出丝缕的头绪；绎，抽丝。

④ 衮（gǔn 滚）衮：说话滔滔不绝貌。

⑤ 陵谷变迁：原指山谷地形改变，此喻世事变迁，朝代易位。

⑥ 蓬茨（péngcí 朋词）：用蓬草搭盖的茅屋。比喻贫苦人住的陋室。

⑦ 尚友：与古人交友。语出《孟子·万章下》："尚论古之人。颂其诗，读其书，不知其人，可乎？是以论其世也，是尚友也。"

⑧ 赵汝揆：明末清初人，字先一，号石年。常熟唐市人，诸生，以授徒为生。

孙从添题记[①]

《内经博议》四本，未得善本。校正后记。

罗澹生先生，新安廪生[②]，寓琴川[③]，善于医学。著书十二种，余得见者四种，皆非善本，其余无从购求。特托友访其孙，未审有否。同里孙石芝从添记

借钱本重录校其文序□校石芝

---

① 孙从添题记：原无，本次整理补。
② 廪生：廪膳生员的省称，为明清科举制度中生员名目之一。
③ 琴川：常熟的别称。

目 录

卷之三

卷之四

卷之一

人道部

人道大阴阳疏[①]

人道大阴阳有六，以立人纪。

其一，为先天奠位立体之阴阳。《经》曰：圣人南面而立，前曰广明[②]，后曰太冲。太冲之地，名曰少阴；少阴之上，名曰太阳。广明之下，名曰太阴；太阴之前，名曰阳明。少阴之前，名曰厥阴；厥阴之表，名曰少阳[③]。夫人以神立，以精存，而行之以气，是以神为大君，精为储养，气充以辅，故立神必有建极之处。广而明者，所以立极也。前之者，神君以临治接物，故前之也。后为太冲，冲以升腾为义，其精与气皆升，以济乎上，以奉神君。既立神君，必当全用精与物，故即以为后。亦以为后者，此气从乎水位，故后之也。由太冲之地即为少阴，少阴，水位也。藏精之府而居后之次中，此府既藏精以自固，复升阳以腾骧[④]，故其上为太阳。太阳居上，充巅顶，为阳之极盛，要即冲脉而上之故，同冲脉俱从少阴也，此即所谓后部也。而前广明之下，复次太阴，其前为阳明。阳明、太阴同为中土，定为国储仓廪，以赋中邦。是以太阴次广明也。乃少阴

---

① 疏：分条陈述。

② 广明：人体部位名称、指人身属阳的部位。以身之前后而言。则前为广明；以身之上下而言，则上半身为广明。

③ 圣人南面……曰少阳：语出《素问·阴阳离合论》。

④ 腾骧：飞腾。

之前，更为厥阴。厥之云者，绝尽之义。厥阴居少阴之前，当太阴之下，为人身之下中，两阴交尽而厥。然一阳来复于此，故其表即为少阳，此少阳生九，地之下也。先立前后者，奠火水之位也。于是终太阴以司会，后少阴以宅精，底[1]厥阴以成终成始，此三阴之正也。太阳居华盖之上，阳明充中土之贡，少阳起太和之气，于绝苏之会[2]，此三阳之正也。三阳皆从三阴者，阴为阳宅也。

其二，为分形气致用之阴阳。帝曰：三阳为经，二阳为维，一阳为游部；三阴为表，二阴为里，一阴绝作朔晦[3]。夫阳有气而无质，阴乃有质而有部。阳者，人之生气。生气莫盛于三阳，三阳为生人之大主，其气能贯脏腑而立十二经，故三阳为经。所谓经者，大经大本也。二阳，阳之充满在中，所以会肌肤，束筋骸，扼四关[4]，缴四末[5]，故为维。维，维系之也。游部者，初阳起下，其气轻柔，升其和德，进临诸经，而无所不达，故为游部。盖阳以气主持形躯，本无形质，而其气用分为三部，则自下而上，少阳自下，阳明在中，太阳尊盛在上，故体用如是也。三阴则有形质矣。凡外而官骸，内而脏腑，精液、血肉、骨脉为形质者，皆阴为之，是以得分表里焉。阴之大总为：三阴宅中而主形躯肌肉，故为表；二阴为受精之宅，受五脏六腑之精而藏之，是以得主脏腑而主内，故为里；一阴绝者，在下之穷阴也。阴既尽，阳当生，象晦而复朔，故云作晦朔也。

---

① 底：末尾。

② 绝苏之会：指少阳与厥阴相交，阴阳交汇，阴尽阳生。

③ 三阳为经……作朔晦：语出《素问·阴阳类论》。

④ 四关：肘、肩、膝、髋关节谓之四关。

⑤ 缴四末：维系四肢。缴，缠绕；四末，指四肢。

然三阴既以形质，则形层如是。将三阳为纵，三阴为横，合之形气，所以致用也。

其三，为上下倡[①]和，雌雄相应之阴阳。《经》曰：三阳为父，三阴为母。二阳为卫，二阴为雌。一阳为纪，一阴为独使[②]。《易》曰：一阴一阳之谓道[③]。夫阴阳必两相倡和而能鼓舞，故阳倡而阴和，此倡而彼和，则势不得不合言之。言三阳之尊必及三阴之亲者，有其尊，必不容废其亲也，苟失怙恃[④]则为孤矣。二阳[⑤]言卫与雌者，卫以营其外，雌以缮[⑥]其内。二阳二阴居中用事，譬如当家必夫妇亲之也，无匹则为飞阳寡阴矣。纪与独使者，游缴[⑦]之任，在一阳罢极之肩，在一阴相合而始，备行役传宣之用。譬之行旅，有车骑，必给刍茭[⑧]也。失此则气馁筋弛，而痿起骨繇[⑨]矣。此阴阳之输应，不可不合两也。

其四，自分鼓荡，以成一致之阴阳。《经》曰：太阳为开，阳明为阖，少阳[⑩]为枢。太阴为开，厥阴为阖，少阴为枢[⑪]。阴阳既以合两为功，又以一致为和。合两则共为开阖，各一则自为开阖。此阴阳之体，无有静者，皆以鼓铸为事也。

---

① 倡：通“唱”。《楚辞·九哥·礼魂》：“姱女倡兮容与。”

② 三阳为父……为独使：语出《素问·阴阳类论》。

③ 一阴一阳之谓道：语见《周易·系辞上》。

④ 怙恃（hùshì 护事）：指父母。《诗·小雅·蓼莪》：“无父何怙，无母何恃！”

⑤ 二阳：裘本作“二阳二阴”，据文义当从。

⑥ 缮：维护。

⑦ 游缴：古代官名，从九品，掌管治安职责。

⑧ 刍茭：干草，牛马的饲料。岳飞《乞兵马粮食状》：“刍茭糗粮，一一窘乏。”

⑨ 繇：通“摇”。汉·枚乘《梁王菟园赋》：“怒气未竭，羽盖繇起。”

⑩ 少阳：原作“少阴”，据《内经》原文改。

⑪ 太阳为开……少阴为枢：语出《素问·阴阳离合论》。

三阴三阳既各处形层部位，要其共气，必自相得以为和，故亦自为开阖。各有枢以持其间者，所以致开阖之用也。太阳盛于卫外，故为开；阳明充于营中，故为阖；少阳能与之参和，故为枢。必三者备而合为阳之用，所以能为一阳，其脉能搏而勿浮也。太阴健运而其气不藏，故主开；厥阴潜藏而其气不扬，故主阖；少阴蓄水藏火，独兼二气，故主枢。有枢而两阴始不迫促，是以能合而致一阴之用，而其脉乃得而勿沉也。

其五，为脏腑立职之阴阳。先天阴阳，既有部位，则设官分职以守之。脏腑者，以列之五行部署，应天之官而分之以职者也。脏以藏神，腑以备器，其贵贱相使殊位。《经》曰：心者君主，为阳中之太阳；肺为相傅之官，为阳中之少阴。心主夏，肺主秋，二脏位胸中、膻中，所谓阳而在上，即应天之燥热在上者也。是以关前为阳，其脉为心肺主之。脾胃者，仓廪之官，为阴中之至阴，主季夏。阴中者，脾属足部，在阴中。至阴者，中土坤德，以顺承天而不居阳，故为至阴。胃为水谷之海，当两阳合明，以合乎太阴，故亦同居中土，即应天所谓土居其中也。肾为蛰藏之官，为阴中之太阴；肝为将军之官，为阴中之少阳。一主冬，一主春，二脏居足阴部，而又在下。肾既藏精，为先天寒水，与心太阳为对，故此乃名太阴。肝从一阳来复，而起风木主令，是以为少阳。二脏即应天之风寒在下也。于脉关后为阴，肾肝即主之。胆为中正之官，十一脏皆取决焉。以一阳之主气，为太和之元神而游部三焦，出入经络，即应天所谓火，游行其间者也。外此[1]则膀胱为州都，大小肠为传送，

① 外此：即此外。

以备器致用①。《经》云此皆至阴之类，通乎土气②，而不得以应天矣。前广明章，阴阳奠其地分，而此脏腑分其守职。故谓五脏能主阴阳，则可谓地分阴阳，即五脏此非也。凡《内经》论阴阳病，不拈③脏腑职，是故矣。

其六，为营气隧道并行出入之阴阳，此为经络也。经络以其经连属互络，以通部分，其为隧道，以出阴入阳，出阳入阴，总为通衢。而每经隧道又各以阴阳相并而行每经，又各交属互络，通乎上下，所以各经有表里之名，此表里要④非大阴阳所主之表里也。足三阴，从足入腹；手三阴，从腹出手。要⑤六阴以次相接于腹中。而手之三阳，从手走头，足之三阳，从头走足。此六阳皆从外以次，相接于头上。腹中者，以阴接阴；头上者，以阳接阳。其至于手诸指，则以内阴接外阳；其至于足，则以外阳接内阴，所谓隧道也。而各经并行者，在手则太阴肺出臂内上廉，手阳明大肠即出臂外上廉，少阴心出臂内下廉，太阳⑥小肠出臂外下廉，厥阴心胞出臂内中道，少阳三焦即出臂外中道。于足三阴三阳亦然。兹则以其隧道并行，所谓表里也。叔和不识脏腑阴阳体用，又不知经络此表彼里，妄著《脉经》，谬引《内经》、仲景之文，而没⑦其“上以候上”“尺内以候腹中”二章，妄以二肠加心肺之上，明叛“关前为阳，

---

① 心者君主……备器致用：语本《素问·灵兰秘典论》。

② 至阴之类通乎土气：语见《素问·六节藏象论》。

③ 拈：本义为用手取物，此作碰触，涉及。

④ 要：应当。《世说新语·文学》：“孙兴公作《天台赋》成，以示范云期云：‘卿试掷地，要作金石声。’”

⑤ 要（yāo 腰）：会和。《礼记·乐记》：“行其缀兆，要其节奏，行列得正焉，进退得齐焉。”郑玄注：“要，犹会也。”

⑥ 太阳：原作“大肠”，据裘本改。

⑦ 没（mò 末）：隐藏。

心肺主之”之条，贻误千载，是以得列而著之。

心肾论

《经》曰：心者，生之本，神之变也。肾者，主蛰，封藏之本，精之处也①。夫神精之用，为人身之大主。精以养神，神藏于精，而以气行乎其间，唯其有以居之，有以藏之，而人道以立，此心肾所以为人之大主也。《阴阳离合论》曰：圣人南面而立，前曰广明，后曰太冲。广明谓心，居心必开广之地，清明之座，所以建极。前之者，神君坐照，向明接物也，此其体最尊矣。然其用为火，火之体亢而不下，日以昭明为事，而无真精真气以养之济之，则必有自焚之患。此太冲之由来，有不能不为之后焉者也。太冲者，生气之所由起，以升之而不息者也。太冲之地，即为少阴。少阴，肾之宅也。肾为先天，归根藏精之府，天根之处，生气之原，其精内蕴，其气上腾。故圣人首揭之，以此为养心存神之物。而特云后者，唯此可奉于前也。

然则以精养神，其道主于肾。而凡储精之处，以为养神者，其道无所不备。此不特太冲之下，藏为精海以汇之，而又于六阳华盖之上，以太冲之精，上结为泥丸②髓海，是为玄珠③以覆之，又于任处地道之通天，复有关元黄庭④，以孕结金水之气以蕴之。此正所谓君火之下，阴精承之者也。故人之心，为神之主，而前后上下，皆积精以养神，而归于太冲所起之肾。故肾为蛰，封藏之本，性甚吝啬。此何以言之？

① 心者……精之处也：语见《素问·灵兰秘典论》。
② 泥丸：指泥丸宫，即上丹田。
③ 玄珠：道家术语，泛指内丹，此指心阴与肾阳相交结。
④ 黄庭：指下丹田。

人之阴精，藏气于肾，而其精最难充，最后成。女子必二七，男子必二八，而后天癸至。天癸者，非精非血，天乙之真气，须其至，必久养之，而精血始充盈，男子始能泻，女子月事始时下。若犹未至，则精血尚未充[①]盈，必须二八、二七也。且其盈数女子不过七七，男子不过八八，女子不过二十年，男子不过三十年，所供以为之欲者，止此耳。故精难成而易亏，此肾所为蛰，封藏守藏之官，而吝啬也。若使肾家无主，不蛰不藏，命门水火两亡，则精衰而神耗，精亡而神去矣。养生家所必眷眷[②]于啬精全神也。然肾之所主，受五脏六腑之精而藏之，必五脏盛乃能泻，是肾主人身一盘五行之全局，而合之以为精者也。若五脏有一衰，而肾精已不茂矣。盖精以养神，而脏气以化精，故精食气，而气归精也。人之纵欲伤生，岂知精亡而神去耶。

六腑说

六腑皆以出入名阳，而有重轻。其得与[③]于三阳者，唯阳明胃与少阳胆，连及三焦。他若大小肠、膀胱皆器使[④]，传道受盛，不得列于阳数。其以六名者，以其同为形藏，同有出入，故名阳耳。后学不察，以为生人之阳在此，而加诸五脏之上，以经络相配表里之故，遂从而夫妻[⑤]之，此大谬不然。故更为六腑以明之。

夫阳明胃能合于二阳者，何？胃，水谷之海，六腑之大源

---

① 充：原作“完”，据裘本及文义改。

② 眷眷：依依不舍。

③ 与：参与。

④ 器使：盛物的器皿。

⑤ 夫妻：此处指表里相配。

也。五味入口，以养五脏气，是以五脏六腑之气皆出于胃，且为五脏藏真。故五脏不得胃气，不能至于手太阴。是以手太阴与胃气皆能为荣卫周身脏腑之主，其脉同变见于气口，故阳明独得列一位于五阴之间。本《经》[①] 曰：气口亦太阴也 [②]。诊胃气者，亦得以右寸与关上。当肺气宁静，而右寸独盛者，此胃脉之盛也。胃腑之位，为两阳合明，其经实相火、夏气，故当乎二阳。《经》谓二阳为卫[③]，二阳为维[④]，以其气用之大，此可知阳明之大矣。

次则少阳胆。胆列中正之官，决断出焉[⑤]，又指为中精之府，则其所主已异于形脏。而其腑之气真[⑥]得先天甲气而起于少阴，发于厥阴，是二阴之真精所生，以为一阳之妙也。《经》曰：少阳连肾，肾上连肺，故将两脏[⑦]。夫少阳起于夜半之子[⑧]，为肾之天根，其气上升，以应肺之治节，是所谓中和之极，通乎上下，故得游行于三焦，而即三焦之所治，以致用于阳明。故诸脏腑不得此气，则不能以为和。是以胆之为用，能起九地而升其地德，亦能出三阳而布其天德，不止为中正之官，为五神之决断。凡十一脏皆取决于胆[⑨]，《经》之所谓，谓此也。要其为腑，虽微有出入，劳则有之，有独居于精静宁谧之府，以其气冲和，温养诸脏，故有中精之

---

① 本经：即《内经》。
② 气口亦太阴也：语见《素问·五脏别论》。
③ 二阳为卫：语见《素问·阴阳类论》。
④ 二阳为维：语见《素问·阴阳类论》。
⑤ 中正之官决断出焉：语见《素问·灵兰秘典论》。
⑥ 真：裘本作“直”。
⑦ 少阳连肾……故将两脏：语见《灵枢·本输》。
⑧ 子：指子时。
⑨ 凡十一脏皆取决于胆：语出《素问·六节藏象论》。

目矣。

若膀胱者，其部虽大，列为太阳，而其本则州都之官，津液藏焉[①]，待气化而后能出。夫州都为下邑[②]，绝远京师，且津液待化而出，则膀胱之为器，绝不得与诸阳并，而其经反纳太阳者，以太阳起于少阴，今归之以阳，故借纳之于此也。其实太阳为三阳之主，为经为父，膀胱虽其本脏，乃必待气化而后能出，则太阳岂膀胱能为之邪？后学不详本经，皆谓膀胱为太阳寒水，以主寒令，岂知六气寒水之所主者，少阴肾也。人身太阳之经既非寒令，而膀胱之水亦非寒水。读书不精，固不能晓也。

二肠[③]者，受盛传化之官，为胃之器使，亦供役动用之物耳。其腑无灵，其经亦非当阳之用。要以营气之隧道与心肺相接，故经络得与心肺为表里，非曰此二物能与心肺为互用也。《脉经》以其脉列寸口心肺之上，其得罪轩岐而误后学，莫此为甚。盖信越人[④]之说。夫心肺为阳在上，主诸关前，以主夏秋，此岂可使二肠当之？即《脉经》伪撰种种，竟无二肠脉状，知其无以加心脉之浮大，肺脉之浮涩，而别撰一阳脉[⑤]矣。《经》又曰：脾、胃、大小肠、三焦、膀胱者，仓廪之本，营之居也，名曰器，能化糟粕，转味而出入者也。此皆至阴之类，通乎土气[⑥]。叔和知其为阳，《内经》明指其阴，读书无眼耳。

---

① 州都之官津液藏焉：语见《素问·灵兰秘典论》。
② 下邑：边远小城。邑，城池，旧指县城。
③ 二肠：即大肠、小肠。
④ 越人：秦越人，即扁鹊。
⑤ 一阳脉：马本同，裘本作“二肠络”。
⑥ 脾胃……通乎土气：语见《素问·六节藏象论》。

太冲三焦论

太冲三焦，《内经》之论备矣。后世知冲、督、任分三脉，而不知后曰太冲①之义，知中焦起营卫，而不知其为匡廓②。于阳明必欲求其为腑之形，以为三焦无状，空有名，是以其说纷纷，皆拘文牵义③之徒也。

《经》曰：冲脉者，五脏六腑之海也，五脏六腑皆禀焉④。夫为五脏六腑之海，而脏腑皆禀焉者，岂为一线之冲脉，而与督任无关哉？至论三焦，则《经》曰：上焦出于胃口，并咽以上，贯膈而布胸中。中焦亦并胃中，出上焦之后。下焦别回肠，注于膀胱⑤。而于阳明胃之经络，则曰：循喉咙入缺盆，下膈属胃，其直者从缺盆下乳内廉，其支起胃口，下循腹里，下至气街⑥。此与三焦同行在前，故知三焦者，特胃部上下之匡廓。三焦之地，皆阳明胃之地，三焦之所主，即阳明胃之所施。其气为腐熟水谷之用，与胃居太阴脾之前，实相火所居、所游之地也。故焦者，以熟物为义。上焦如雾者，状阳明化物之升气也；中焦如沤者，状化时沃溢之象也；下焦如渎者，状挤泌分别流水之象也。所以名三焦者，皆谓胃耳。总谓相火之成功在此耳。故谓之三焦者，为两阳合明之胃，与相火之所职言之也。其为后天谷神，出化之本，以出荣卫，以奉生身，使胃之气上升于肺，下输膀胱，后天之能事毕矣。

---

① 后曰太冲：语见《素问·阴阳离合论》。
② 匡廓：轮廓。
③ 拘文牵义：拘泥于字义、文义。
④ 冲脉者……皆禀焉：语见《灵枢·逆顺肥瘦》。
⑤ 上焦……注于膀胱：语出《灵枢·营卫生会》。
⑥ 循喉咙……下至气街：语见《灵枢·经脉》。

然人之先天，受生以来本有真元，本有先天之所起。此起则少阴为之根柢，厥阴为之冲发，其气皆挟津液以上，历五脏而上之。其气在中后之间，渗灌脊腹，名为太冲，实居阳明三焦之后，故云后为太冲。太冲之太者，其盛为十二经之海，五脏六腑皆禀之，与阳明胃并是脏腑之根柢也。《内经》又谓为血海，与少阴之大络起于肾，下出于气街，又与阳明会于宗筋。于是其后输出太杼，其前会气街。太抒在督，气街在任，是冲脉之盛，灌三阳，渗三阴，包阳明三焦，凡督任阴阳之脉会，皆冲为之也。唯冲为之，故太冲之精气，常得与三焦营卫之行，合行隧道，而绕周身，亦充皮毛而灌脏腑。人知荣卫之出于三焦，而不知先天脉气有与之俱行者，日夜亦五十周，盖先后天之齐至也。人疑卫为水谷之悍气，决出上焦，而《经》独曰卫出下焦①，遂疑为误文。不知前所言②者，特言饮食之能出卫，而不知卫为真阳，能卫外为固，非可以一时之饮食当之，必先天根柢之盛气与此为合，而当之也。卫之出下焦何疑？盖知冲之为义，亦知卫之为出矣。

君相二火论

火于八卦居一，于六气司天独居二，人之脏腑亦二。火③烈而燔熯④，无与为伍，而天与人乃有二，非以极火之势，以其能照临之用也。

天之帝，人之心，皆以照临为德，故其居神之物，惟火为

---

① 卫出下焦：语见《灵枢·营卫生会》。
② 言：原无，据裘本补。
③ 火：原作“夫”，据文义改。
④ 燔熯（fánhàn 烦汗）：炎热干燥。燔，焚烧；熯，烘烤。

之，此所谓君火也。司天之君火在卯之君火，本不以火用，特以明乎帝德，主十二辰而首出之。人身之君火，亦非以火用，特以建极于广明，而主十二官，故万物以待，照临而听治焉。初非以燔灼为令也。故《经》曰：君火以明①。明者，明其为照也。天之君火临于卯，位于午，而于司天不无热令者，以午在夏正，令自热也。君火不用之旨，正自有在，于人亦然。人之君火，正于广明。广明之地，膻中也。膻中为神明喜乐之官，清明广大之地，以照临十二官，为生之本，荣之居也，何熯燥之有？然有时无精以养，则神空飞而有自焚之患，则亦有热之之事矣。

相火者，在天则主己午，其官为火，正夏官也。而名之为相者，奉行天职，以主暑令，不得同于君火，故谓之相也。相火虽烈，实万物盛长之气使然。使②无相火，在天之六化废其长令矣。于人亦然。心胞代君行事，在三焦之中，处两阳合明之地，所以应天之夏令，而主腐熟水谷，故《经》曰：阳明者，午也③。《经》以阳明当相火夏令，不言心胞，而心胞在其中。今曰心胞，而不言胃，以胃归土也。然可识人中相火之义矣。盖人之相火起少阳胆，游行三焦，督署于心胞，为阳明胃腐熟水谷之正。此正所谓民间之举火，民之食用所急者也。兹所谓少阳相火，火之能相在少阳耳。先辈丹溪诸公倡言厥阴五志之火为五火，而无其名，遂以龙雷之阴火为相火，而起其说，诸

① 君火以明：语见《素问·天元纪大论》。

② 使：如果。

③ 阳明者午也：语见《素问·脉解》。

家承说至今。至赵献可[1]又为"相火说"，喻如鳌山之灯[2]，人物拜舞跳掷，皆赖中心之火暖，而七节之旁，中有小心，此为火之主，而十二官皆听命[3]焉。不知七节之旁小心者，非当肾之命门，乃心俞之出背，不可针灸，故《内经》提出以戒学者，非以相火也。且鳌山之火，本以出风，故必取之于焰，以转其轮，故动而有跳掷之事。盖其说愈巧，其旨愈离。据此为论，非唯不知相火，亦不知真火矣。

昙氏[4]曰：性火真空，性空真火，遍满法界[5]。《阴符》[6]曰：火生于木，祸发必克[7]。盖阳燧[8]真形即在阴物奠宅之中，而此火又在君相有形之外，于人则隐胎坎水，朕兆[9]风木，是谓龙雷[10]。无事则不现，亦不用。水濡木柔，虽激之，亦不起。唯水涸木枯，气逆血沸，则势将焚巢燎原而不可止。此火若起，是谓反君灭相，岂君相治平之火哉？缘此火不起于子半[11]，不循行于少阳胆，猝犯之而猝起，正所谓火生于木，祸发必克者

---

① 赵献可：明末医家，生卒年不详，约活动于16~17世纪。字养葵，自号医巫闾子。鄞县人。著有《医贯》《内经钞》《素问钞》等。

② 鳌山之灯：古代元宵节以民间故事或历史事件为题材制成的大型灯彩，像传说中的巨鳌形状。

③ 七节之旁……皆听命：语出《医贯·内经十二官论》。

④ 昙氏：指佛祖释迦摩尼。

⑤ 性火真空……遍满法界：语出《楞严经》。

⑥ 阴符：即《阴符经》，全称《黄帝阴符经》或《轩辕黄帝阴符经》，作者及成书年代无考，内容多为道教修养之术。

⑦ 火生于木祸发必克：语见《黄帝阴符经·神仙抱一演道章》。

⑧ 阳燧：古代照日取火用的凹面铜镜。《本草纲目·土部》："阳燧，火镜也。以铜铸成，其面凹，摩热向日，以艾承之，则得火。"

⑨ 朕兆：征兆。

⑩ 龙雷：指龙雷之火，即相火。

⑪ 子半：夜半时分，即夜间12点。

也。相火云乎哉。

卫 气 论

有问于予曰：卫气昼行阳，夜行阴，其行皆以传经行度。此义不疑乎？曰：有轩岐本经，本无误诠之文，独于论卫气，远引宿度①，别列其所行经络，若犹然营气行度者，然于气之慓悍不循经之说不合。而诸家未能洞晰其事，泥其行度为二十五周，是不可以不辨。

盖所谓卫气者，即太阳之盛气，所以卫外而为固。其气则慓悍，不循经隧，内熏肓膜，外溢皮毛，其所出入，阴阳皆满，所以名卫。若待以次行阳行阴，则已有不卫者矣。要其气为纯阳之大气，半入经隧之中，以和荣而行荣，半溢经隧之外，以为卫，是即所谓体之充也。《经》文明言其出下焦，而又言为水谷之悍气。夫为水谷之悍气，宜先蒸于上焦，且待饮食而致。然则日一再食②，二时之卫方行，非时不食，则必不能有异时之悍气矣。《经》本文曰：平旦阴尽，阳受气于目。阳尽而阴受气，则常从足少阴入于阳。目张则气上行于头，以下六阳，入足心下行阴分，复合于目。于阴从少阴内注六阴，是以昼日行阳二十五度，夜行阴亦二十五度③。此若以度分之，则卫将为一路之行，抑④其未至不卫者多矣。此言五十度者，尽昼夜十二时而言，行阳二十五者，极昼六时也，行阴二十五，极夜六时也。平旦阳动，而动即与阳俱出于目，以下六阳，然非不下阴分也。日入阴静，而静即与少阴同息于诸阴，以遍六阴，然非舍阳而去也。及夜半而

① 宿度：语出《素问·离合真邪论》，指天上星宿运行的度数。

② 日一再食：一日饮食二次。

③ 平旦阴尽……二十五度：语本《灵枢·卫气行》。

④ 抑：或是。

大会于子中者，以肾气动少阳于子，故阴阳相见而会也。本其气为太阳有余之气，阳明溢满之气，故于太阳、阳明之守气外，有此慓悍，常护于脉外，日得以效用于阳，夜得以效用于阴。其行阳而卫于阳也，如列营①然，卒乘居前，非谓中军居阴无卫也。其行阴而亦为阴之卫也，如宿值②然，戒严肘腋③，非谓壁垒在宵无军也。要其昼夜二十五，各尽六时言之耳。必若循次而传，何谓之慓气，又何以名卫乎？

奇经八脉原④

人身阴阳元气皆起于下，故《内经》以广明之后即为太冲，太冲之地属之少阴，少阴之前乃为厥阴，其部有为血海，故常与太冲腾精气而上，灌渗阴阳，斯则人之元气、精气皆起于下也。惟起于下，故其精气分三道而上，其阳者从少阴之后，行太阳夹脊之中道，以统宗诸阳，其名为督。其阴者由前阴地道而上，行阳明之表中，以总统诸阴，其名为任。而中央一道则脉起血海，腾精气而上，积于胸中，为宗气，以司呼吸，其名为冲。是气与阳明胃气俱住中州，亦与营俱行十二经者也。

盖尝考之督脉起胞中，上巅，历百会、神庭；任脉起中极之下胞中，循关元，历承浆，上与督脉会；冲⑤脉起胞中，上行侠脐，会于咽喉。三脉同起于下极，一源而三歧，故圣人不曰冲督任，而总名曰太冲。是太冲者，以一身之精气上升言之，

---

① 列营：排列军阵。
② 宿值：宿营扎寨。
③ 肘腋：比喻切近之地。
④ 原：探究。
⑤ 冲：原作“卫”，据文义改。

不独为血海而言之也。

中身之间，横者为带脉。带脉横于季肋，绕于章门、五枢，总束诸脉，使上下有常，而要约管束之，毋令懒散。其脉如人束带而前垂，亦精气之关锁也。此处为膂，人之全力出焉。膂力①不衰，始为此也。

二维者，维持、维系之义。人身阳脉统于督，阴脉统于任矣。而诸阳诸阴之散见而会者，又有所以维系而持之，故有阴维以维于诸阴，阳维以维于诸阳。然而能为维者，必从阴阳之根柢，其盛气发而维之。阳维从少阴至太阳，发足太阳之金门，而与手足少阳、阳明五脉会于阳白。阴维从少阳斜至厥阴，发足少阴之筑宾，至顶前而终。少阴、少阳为阴阳根柢之气。维于阳者，必从少阴以起之，是阴为阳根也。阴维从少阳而起之，是阳为阴致也。故二脉又为营气之纲领矣。

而跷脉者，跷以矫举为义，其脉之剽悍，同于卫气，而皆上出于目，然有孔道与卫不同。其脉则阴出阳，而交于足太阳；阳入阴，而交于足少阴。其气其行，每从根柢阴阳和合，以为矫举，而上荣大会于目，故目之开瞑皆宜。其曰阴脉荣其脏，阳脉荣其腑者，入阴则荣脏，入阳则荣腑也。男女脉当其数者，男子阳用事，其跷在阳，故男子数其阳。女子阴用事，其跷在阴，故女子数其阴。

总之，八脉唯带脉横束于膂，而七脉皆自下极而上，虽有孔道，统宗众会，然皆起于太阳、少阴，则皆所谓太冲之义。故圣人止言太冲，而不及督、任、维、跷，盖有分之而不分者矣。

---

① 膂（lǚ 吕）力：泛指腰力，体力。膂，指脊柱两旁的肌肉。

五脏五主论

心之合脉也，其荣色也，其主肾也。肺之合皮也，其荣毛也，其主心也。肝之合筋也，其荣爪也，其主肺也。脾之合肉也，其荣肌也，其主肝也。肾之合骨也，其荣发也，其主脾也①。

五脏藏神，主用而职有贵贱，事有相使，《内经》明之矣。而于五行之相克，脏之受制，《内经》乃反以为主而用之，则何也？此有精义于五行颠倒之间，非以为克，乃以为生也。

夫心藏血脉，则以合脉为主耳。以火为体，而畏水，水至则火灭，岂非所畏之甚哉？不以忌之乃以主之云，何？不知《内经》特于此发明养五脏之道，受生之本，其道乃有出于以逆而不以顺者，圣人于此示养心之法也。夫心以神用，则取精多而用物弘。苟非太冲之精腾上而调护之，则神空而无所丽②。所丽者有阴精承之，以为之济也。所以然者，心本纯阳，而具象反为姹女③，其内含阴，又其象为月窟④。《参同》⑤谓姹女之性，灵而最神，得火则飞，不见尘埃。必使清静，有匹以镇之，而得使婴儿⑥谐于姹女，然后月窟天根⑦通其往来也。然则

① 心之合脉……其主脾也：语见《素问·五脏生成》。原文为小字。

② 丽：依附。

③ 姹女：道教外丹的术语，意思是指朱砂，一般都与“婴儿”合用。此处意为火。

④ 月窟：道教术语。乾见巽为月窟，指阳极而阴生。

⑤ 参同：即《周易参同契》，道教早期经典，由东汉时魏伯阳所著。全书托易象而论炼丹，为道教最早的系统论述炼丹的典籍。

⑥ 婴儿：道教外丹术语，意指水银。此处意为水。

⑦ 月窟天根：堪舆学术语，意指阴阳往来交合。源出于邵康节诗：“耳目聪明男子身，洪钧赋予不为贫，须探月窟方知物，未蹑天根岂识人，乾遇巽时观月窟，地逢雷处见天根，天根月窟闲来往，三十六宫都是春。”

使姹女之有匹者，非其主之者耶？老氏[①]云：上善若水[②]。水善下而不争，此持心之道也。天根月窟之来往，姹女婴儿之谐偶，此养心之妙也。此可知肾之为心主矣。

肺虽主气，而其象应秋，揪敛[③]清肃，肺之性与用也。然以清肃主令，而寒凉过甚，伤及气元，则易失以太和，诚使太和失而元气得以行乎？此必有所相济，以生其和，而后行之。能生其和者，非心德之暖乎？唯有火德之暖，以益金体之清，是以金为丽泽[④]，而沛雨露于天河之上。凡金之不燥不溢，得以治节体元，而加于众物之表，不苦气上逆者，非此物此志耶？

肝厥阴而职风木，其气兆甲[⑤]于艮[⑥]，而凋落于兑[⑦]，燥金固所甚畏也。而又曰其主肺，何居肝之少阳？其少也苦稚，其盛也苦怒，其横溢也苦逆。调之者，维左其金，而轻重治之，使稚者渐坚，怒者遽平，逆者敛缉，今而后成，其为少阳之盛德矣。所以其主肺也。

至若太阴脾，以厚德载物，而致役乎物，此物待以生而育之长之者。然尝苦木之克制，是木为脾之仇也。而有不然者，土泽而滞，常苦水火二窒[⑧]，水湿则土泥而不生火，燥则土坚而不荣，唯时有厥阴为王，以疏通之而达其升德，则水不为濡，火不为燥，而后能奔走诸经，以行津液，是脾不可一日不主肝

① 老氏：即老子。

② 上善若水：语见《道德经》第八章。

③ 揪敛：收敛。

④ 丽泽：附着雨露。

⑤ 兆甲：征象。兆，征兆。

⑥ 艮：指东北方。

⑦ 兑：指西方。

⑧ 窒：损害。

也。乃土之于肾，则更有妙于此者，不知者以为土克水，所畏在脾也，是大不然。夫水由地中行者也，虽水以流为性，而涵于土，则土能养水而卫水。卫水者，能为之堤防，以蓄泄之，渟泓①之，使水由地中而不枯不泛，谁之力也？若此则能使肾封而蛰藏者，非土莫由也。将补水者，可忽以土乎？

由是言之，养心者，莫若补肾；保肺者，莫若宁心；调肝者，在于敛肺；扶脾者，在于达肝；而滋肾者，在于葆②脾。相克之道，乃更为相生，故五行五德之妙，反生为克，反克为生，颠倒之故，非好学深思，心知其故，不能语此。先圣苦心，已为学者发其秘矣。

五脏苦欲论

肝苦急，急食甘以缓之，欲散，急食辛以散之，用辛补之，酸泻之。心苦缓，急食酸以收之，欲软，急食咸以软之，用咸补之，甘泻之。脾苦湿，急食苦以燥之，欲缓，急食甘以缓之，用苦泻之，甘补之。肺苦气上逆，急食苦以泄之，欲收，急食酸以收之，用酸补之，辛泻之。肾苦燥，急食辛以润之，欲坚，急食苦以坚之，用苦补之，咸泻之③。

五脏苦欲，药味补泻，前人王好古④有论。然其凿住⑤药味，胶柱鼓瑟⑥，以印板印定后人眼目，岂知五脏之性情，五

---

① 渟（tīng 听）泓：积水深的样子。

② 葆：通“保”。《墨子·号令》：“小城不自守通者，尽葆其老弱粟米畜产。”

③ 肝苦急……咸泻之：语见《素问·脏气法时论》。原文为小字。

④ 王好古：元代医家（约1200－1264）。字进之，号海藏。先后学医于张元素、李杲，著有《阴症略例》《汤液本草》《本草实录》《医垒元戎》等。

⑤ 凿住：穿凿附会，一味拘泥。

⑥ 胶柱鼓瑟：比喻拘泥成规，不知灵活变通。

味之即泻即补乎？故复为论以著之。

夫肝为少阳木，其性疏以达，而不能屈抑，故常过中而苦急，急则以刚乘刚，其发暴怒，故不可郁，而欲散。苦急欲散者，肝之本性情也。甘味性和而缓，得此以平其中而制其有余，故当急食甘以缓之。辛味发散，与肝同性，为肝之欲，故当急食辛以散之。然所欲者散，而辛能散，不惟散之，正所以补之也，非别处一辛而补之也。凡味酸，先入肝，则酸何常克肝而云泻之者？酸以其木之本味，故能先入之，此泻即借其先入，以巽①入之，而木不急则从而收敛焉。肝不从此和乎？故谓之泻也。乃调肝之法，甘缓酸泻者，皆制其有余。甘以缓其前，酸以泻其后。辛散辛补者，皆以益其不足。散以充其力，而去其郁；补以顺其性，而养其神也。是所为调肝之法也。

心为太阳火，以神为明，则欲以识思为从事，而每苦离照②之不充，是以病常苦缓。治之者，以酸味之敛敛之，使安于内而不外驰也。欲软者，思虑之极，猝难安妥，故喜和靖以镇之，所以欲软也。咸以水德，济火有余，故急食咸以软之。心软而后心不虚，是咸能补之。乃所谓甘泻者，以其神用不休，今以甘性之和缓，即用其神而休之，是甘能泻之矣。盖神明之用，常见不足，至于苦缓欲软者，皆不足之为也。酸收咸软，皆补心之法。至于甘之泻，亦不过稍缓之，而使神明安之耳，要亦非有事于泻也。此三者皆所以养心也。

脾以土德主健运，惟燥乃健，故当苦湿。苦能下其滞，湿乃去，土性平奠③而和缓，故欲缓。惟稼穑作甘是其本性，故

---

① 巽（xùn 训）：八卦之一，代表风。
② 离照：阳热。离，八卦中为火，为日。
③ 平奠：平和稳定。

甘可用以缓，亦可用以补也。甘以益其元，苦以散其滞，兹谓苦泻甘补矣。

肺主治节，其气下行，则得其职。若气上逆，则令不行，故苦气上逆。上逆为火，苦性清寒而能下，故泻之必以苦。然肺金居上，其性常散而不能聚，故欲收。惟酸能收，得之而行清肃之令，底于[①]容平，此以酸收即以酸补也。然既苦气上逆，是肺气不足，苦泻其火以制外来之侮，酸收且补，以益其不敛之金。若本家[②]自壅，则直以本金之辛味散而泻之，而金清矣。

肾职行水而藏真水，燥则真水病矣，故苦燥。辛以润之者，辛为金味，能生水，辛温又能活水，而免腹坚之患矣。然而不坚，则与客水相汩[③]，将相火煽而精不守，此蛰封藏之本，必欲其坚也。苦之性味寒且清，寒能静龙火[④]之出入，清能别渑淄[⑤]之本源，故苦之味可以坚，可以补也。王氏谓肾无泻法[⑥]，本《经》以咸泻之何谓？不知肾职在行水，水之不行，真水不可得而藏矣。古方补肾填精，复有取于行水，行水即所以泻之，虽泻之何伤哉？惟不护精而泻之，为不可耳。然肾家水火二守，水灭则火炎，火衰则水泛，燥与不坚，两病俱甚，惟归其火元以治其燥，滋其清镇以助其坚，治肾之要矣。

---

① 底于：达到。

② 本家：指肺气。

③ 汩（gǔ 古）：扰乱。

④ 龙火：指肾阳、肾火。

⑤ 渑淄（shéngzī 绳资）：渑水与淄水的并称，二水在今山东省。此处指肾之真精。

⑥ 肾无泻法：考“肾无泻法”之说首见于宋·钱乙的《小儿药证直诀》。钱氏认为：“心主惊……肝主风……脾主困……肺主喘……肾主虚，无实也。”故治疗肾病多用六味地黄丸。

二十七气总疏

十二经　十五络　经正六合　五腧六原四关　十二经筋

所谓经络者，直行为经，旁行为络。直行而通统内外、左右、上下，通行无滞，如江河之流而为日夜五十营者，斯为经。其回行交络，互属脏腑，不当通行者为络。《灵枢》曰：手之三阴从腹走手，手之三阳从手走头；足之三阳从头走足，足之三阴从足走腹[①]。腹为阴之会，头为阳之府；以阴接阴于腹，以阳接阳于头。三阴转而入阳于手之指，三阳转而入阴于足之指。此以阴入阳，以阳入阴，无所不到，所谓通行直行为阴者也。乃其间有交络、有支分者，则六阳经自头，每各下入缺盆，内属以络五脏。而五脏之经，亦每各上行至喉、至目系、至舌本、至巅顶，此属正经之旁行，不当隧道之冲，即所以为络也。

然而旁行之络，实交于身，而五脏六腑又有其专精盛气之所会。其会又各有至所，如公孙、大包、虚里、期门等为经别之十五络。此络之大且盛，未当不如经，而以其旁行别出，不当隧道，故为经别，亦为络也。

经正六合者，经正以脏腑各有本经，地分自隧道通行外，其旁地分，正自有余，其地更有支流分委，或自属本经，亦自与本经之表里阴阳相接，此自为表里之合。其合凡六，脏腑自会也。此合既不当隧道，特以本经地分，壤地相属而合，故非经别，乃经正也。由前十二经暨十五络与各经之六相合，共二十七气，以通行周遍于一身，而凡回环之气盛会之所，皆在斯矣。

---

① 手之三阴……从足走腹：语见《灵枢·逆顺肥瘦》。

至于五腧、六原、四关，从其手足，正隧道之扼要处。盖二十经原皆起于手足之十指，此皆各有脏腑专精之所起、所溜、所入也。于是各为井荥[①]俞经原合，脏五腑六以纪之，而总不出四关，以治脏腑之有疾，则所为扼要者，名关耳。大约经络脉行兼有二义，一以呼行三寸，吸行三寸，其流行日夜为五十荣者，法以五十动而不一代者为占[②]，此从其流行者言也。其起发井俞腧原[③]者，以五脏六腑之地分为占，此与气口之寸关尺同占，其居者以卜其藏，此从其不流者言也。惟脉之精义，流者与不流者俱见，是以独守经隧，以占[④]百病，固莫精于此矣。

此外，又有十二经筋者。筋布散于身，而为一身之维系，本皆属肝，以分维各经地分，故为十二经筋。属阳者于外而坚刚，其有病必以外入之，风寒湿入之而成痹，故病各以时序。属阴者于内而柔细，然布散枢要，常与经脉合同，故病亦或为痰滞营阴，则亦能主癫[⑤]痫瘛疭，与外筋不同，此筋病之大较也。张子和谓：凡医必明经络根结始终所环所会所交所过，而后知阴阳脏腑之出入虚实。不知此者如面墙[⑥]矣。

十二经不并拈说

十二经络之表里，特以隧道之故，举其并行互络者而言，

---

① 荥：《灵枢·九针十二原》作“荥”，“所溜为荥”。

② 占：征兆，用如名词。

③ 井俞腧原：疑误，据文义当作“井荥俞经原”。

④ 占：推测，用如动词。

⑤ 癫：原作“颠”，据裘本改。

⑥ 面墙：语出《尚书·周官》：“不学墙面，莅事惟烦。”比喻不学而见识浅薄。

初[1]不以职列也。人之阴阳，皆起于足，故足之六经地分阔。职司要所主一身之间，唯足六经也。手六经则地分狭，所行两臂头面之间，其两臂常动，头面肉坚，此风寒之所不得入者也。惟不得入，竟无外伤手经之条，故仲景条贯《伤寒》，止括足六经，而不及手经，意在于此。且具手经之所合，皆在足六经之中，非谓其不与于斯也。请申[2]之。

人身太阳之经，起于足，上于巅脑，以及额颅内，下于膺中，包心肺，皆太阳经也。太阳居六阳之盛，故为巨阳，而为诸阳主气。然以同冲气起于少阴，乃以其阳而借纳膀胱。其下膺中者，少阴心、太阴肺，一君一相，并居其间。而肺主皮毛，心部于表，皆与太阳合，是以寒邪一犯太阳，遂伤肺及心，以犯皮毛血脉，为心肺之所合。若皮毛凛栗，鼻塞声重，畏寒无汗，以及心烦，皆太阳证，而心肺为之变。仲景设麻黄汤发汗疏肺，桂枝汤和表止烦宁心，岂非发太阳即发手太阴少阴耶？是手之太阴、少阴已兼于足太阳之一经矣。若手太阳小肠经者，其气用岂能及足？特以与心络并行隧道表里，又与足太阳连经，故亦以三阳归之，非曰其职能与足太阳并列也。后学不察，一括太阳，便以小肠与膀胱双举，岂知要者哉？

足阳明自额颅而下，绕夹鼻口，下人迎，下乳内廉，下挟脐，其脉齐太阳，皆五道至气街中，属胃络脾。凡面王[3]之全部，膺胸与腹内外至足胫外廉，皆阳明也。经为两阳合明，所为合明者，太阳、少阳与共明于此，故云。然其经气盛，血多热甚，其地位润，其职司要，又主中部谷神之所，升荣卫之所出，唯阳明主之。若大

① 初：本来。
② 申：陈述。
③ 面王：人体部位名，即鼻准，俗称鼻尖。此处指面部。

肠者，为胃化物之器，受盛之官，其络与足阳明接经，故亦谓手阳明耳，亦非谓其能有阳明之职事也。故大肠、小肠二经，即同于胃，其病与否，皆与胃同，初非有与肺、与心之事也。若经络自病，延及肺心，亦止在经络，不与伤寒之传经矣。

足少阳胆之经，由耳颊下肋，下膝外廉，居身之两侧，合身后之太阳、身前之阳明接壤，密布于内，为半表里。故少阳居三，为阳明之次，皆以地分形层，分职言也。其经与职，游行三焦，摄于心胞。心胞、三焦总同一职，此无复手少阳、手厥阴之别矣。

三阴正位，唯足太阴脾为六经之所主，以地德居中而主里。若太阴肺，以其朝百脉，主元气，故亦有太阴之名，其实为阳中之少阴，初非居三阴之职，而分太阴脾位之司也。

二阴之正，唯少阴肾能正位于坎，配心之离，而心为太阳，故肾亦名阴中之太阴。其实，天之少阴从火，人之少阴从水。此少阴心不夺少阴肾之用也。

一阴本厥阴肝，其经胞络亦与并称。然心胞本非交尽之厥[①]，以经相接，故亦名之。心胞则相火，厥阴则风木，所不得混列也。

总之，风寒邪之入三阴，皆在足三阴，而病在手三阴者，皆在足三阳。故风寒之入与传，止有足六经，而无用手六经，即人身三阴三阳之正病，亦断不以[②]经络手足并拈，凡以为是也。

辨十干纳脏腑之谬

《内经》针法必合天地、阴阳、日月，而因以求于人之部位，以合于天者，著为用针之宜忌，此针道之所在，要非经络

---

① 交尽之厥：《素问·至真要大论》："帝曰：厥阴何也？岐伯曰：两阴交尽也。"厥阴经络位于太阴、少阴之后，故曰"交尽之厥"。

② 以：原无，据裘本补。

之故也。

身形应九野篇[①]曰：左足应立春，其日戊寅己丑；左胁应春分，其日乙卯；右手应立夏，其日戊辰己巳；膺喉首头应夏至，其日丙午。于右手、胁、足、腰尻、下窍主秋冬，六腑、膈下、三藏主中州，大禁太乙所在之日，以为天忌，此针家之忌，所必求也[②]。又以腰以下为地、为阴，以足之十二经以应十二月；腰以上为天、为阳，以手之十指应十日。合之于脉，则以寅为正月之生阳，主左足之少阳；未者六月，主右足之少阳；卯者二月，主左足之太阳；午者五月，主右足之太阳；辰者三月，主左足之阳明；巳者四月，主右足之阳明。此两阳合明，故曰阳明。申者七月之生阴，主左足之少阴；丑者十二月，主右足之少阴；子者十一月，主左足之太阴；戌者九月，主右足之厥阴；亥者十月，主左足之厥阴。此两阴交尽，故曰厥阴[③]。要此阳明、厥阴又自一说，合十二月为一岁之气，候之于足，此亦为针家而言，非以脏腑体用，当如是也。

针家候气，故不可缺，而最无理者，后世以十干纳[④]脏腑，而阴阳夫妻[⑤]之，既非针家之所为，又悖脏腑之恒理。其说起于少阳胆。胆诚为东方少阳之初气，然甲气当起于子，临官于寅，兹皆厥阴风木之所起也。其气虽在胆，而临于厥阴，且乙为柔木，居卯位，是正所谓胆气也。而今之纳甲者，以甲刚归胆，乙柔归肝，肝为胆柔，已为谬说矣。乃由甲胆之谬，而遂

---

① 身形应九野篇：《内经》无此篇名，实为《灵枢·九针论》中的一段文字。

② 左足应立春……求也：语本《灵枢·九针论》。

③ 腰以下为地……厥阴：语本《灵枢·阴阳系日月》。

④ 纳：结交。

⑤ 夫妻：此指配对。

及心以下，无一不谬者。

夫丙火，日也，心之神明也，且其主太阳也。丁火，日用也，相火也。故相火在阳明三焦，丙火在广明之地。今曰丙为小肠，丁属心，《经》曰小肠为心之使①，使当属丙，主当属丁乎？且丁可以为君火乎？且遂有夫妻之说，小肠当夫，心当妻乎？以戊属胃，以己属脾。脾以燥为健运，谓为己，胃为水谷之海，反为戊土乎？然而曰脾为胃行其津液②，为妻之说，或无辞也。今更以庚归大肠，辛归肺，此最无理之尤者。夫肺在上，承心之夏，而主秋也，又为元气之主，仍属柔金。大肠何物，能主蓐收之令而当庚金乎？且大肠何能刚而主秋之临官也？壬为天源水，癸为江河水。肾为太阴天水之主也，而癸之膀胱蓄水也，而壬之是杂客之水，反出真源之上关，不亦颠倒纰缪耶？

所以然者，以脏阴腑阳误之，不知脏何尝不主阳，而以六腑为夫也。以胆气为东方甲，不知与厥阴肝合为甲也。后学不悟，仍其讹舛，日为从事，不知此说倡于何人。缘不读《内经》，故至斯耳。

脉法部

脉　原

脉为人之神，气血之本，而见于营之行。然营之行，其根源有二：其一出于中焦之谷神，化精液以输肺，肺以治节行之

① 小肠为心之使：语出《素问·脉要精微论》。

② 脾为胃行其津液：语见《素问·厥论》。津液，原作“精液”，据《素问·厥论》原文及裘本改。

隧道。故营以血为通流，胃以气为充澈，此脉之本于胃气也。其一起太冲而出少阴肾，下汇血海于厥阴，上发真阳于太阳。此太冲之精气，能灌溉十二经，皆得与阳明胃之盛气同驻中焦，共为宗气，故亦得与营俱行十二经，而备五十营。故脉至五十营者，先后天之气合，而五脏之真备矣。皆朝于肺，而肺得以行之，故曰气口成寸，以决死生①。决死生者，以气口能显胃气，形脏真，占四时，度六部，而有诸中者，必形于外，无差忒②焉。此脉之所以为人之神也。《内经》论脉，必自下而起推③，始于季肋，以次附上，定其部位。自肘中曲池，量至神门，得一尺为尺，自尺至寸，得一寸为寸。其诊先尺后寸，先阴后阳者，以人身阴阳皆起于足下。五脏之气会于章门，章门在季肋之次，脉从三阴起，足三阳而上之先会于此。故《内经》诏人以脉，必自下而上也。

然诊脉之精微，其占亦有二：一呼脉行三寸，一吸脉行三寸，呼吸脉行六寸，常流以尽昼夜六时而为五十营者，此以流行者占之也。必五十动而无一代者，乃为生人之太和。不及是者，见脏无气，命曰狂生④。狂生者，是反太和也。左以候左，右以候右，上以候上，下以候下，前以候前，后以候后，六部一定而占之五脏者，此以部位占之也。

原其然者，肺统元气，为心之神明，血脉之相，非惟能朝百脉，亦能显百脉。脉虽借营气之行而充满之，而其所能充满者，皆肺神脏真之停泓，此其中之胎涵映澈，行者居者，各为

① 气口成寸以决生死：语见《素问·经脉别论》。

② 差忒（tè 特）：差错。

③ 推：原作“椎”，据裘本改。

④ 狂生：语出《灵枢·根结》，意为侥幸而生。

充满，非以一流行而尽之也。故肺之元神自能常照百脉，而常为五脏镜，以显其纯疵。故太渊一脉全体俱现，是以上下左右可占，六部可诊矣。然人之阴阳运行，本奉天而应四时，故又有春弦、夏钩、秋毛、冬石之至焉。此天道之所至，虽六脉各为脏主，而不得不听令也。盖天人葆合，而万类皆与矣。且人又有平生之诊，三阴三阳之禀气，人态不同，其脉亦异，老少肥瘦，脉又一异。善脉者，先察其本元之胃气脏真，四时之正与平生老少之情，而后及其病脉，所谓四诊①。又兼望闻问，所谓七诊，而脉之道得矣。后世以左手为人迎，此出自《难经》，而叔和仍其陋②。不知人迎者，六阳之所迎，在结喉两旁动脉，此胃气之上盛也。古人以候六阳，而特察其盛衰，缘阳气之升降不越盛衰之间也。今人以候气口，而复增左之名，此识人迎者乎？趺阳者，亦胃脉之下行，而见于趺上者。其下复与太冲之下而复上于穴者相合，此则先后天并符之气皆见于此。此为人之根柢，死生之诊，于是最切。今人废之，仲景所斥为今之人按手不及足，庸工也。仲景法趺阳，每与少阴同诊，一诊先天，一诊后天，必双取而乃以决病，斯所谓治病必求其本矣。

脉诊总论

《经》云：微妙在脉，不可不察③。古今察脉之精，莫过《内经》。乃《内经》于诊法甚详，于脉法甚约④。自叔和《脉经》兴，而脉象系为二十四，撰出七表、八里、九道之名，以

---

① 四诊：指春夏秋冬四时之脉诊。
② 陋：鄙陋。
③ 微妙在脉不可不察：语见《素问·脉要精微论》。
④ 约：简略。

为诊病莫尽于此，不知名象愈繁，诊道莫准，将求精而愈失之。盖由不知脉为胃气之本源，其阴阳精要即相为对待，相去悬绝之间，有甚精之察，而不必多名象之求也。

夫诊脉求病，求其为病之表里、寒热、虚实、顺逆而已。《内经》设脉止于浮、沉、缓、急、大、小、滑、涩八脉，特于对待①、微甚②、悬绝③，著其相去之三等，而脉之情尽变极察之极精。及仲景又兼以阴阳，著脉为十，以浮、数、动、滑、大为阳，沉、涩、弱、弦、微为阴。而察阴阳之法，又莫过于此。于是诊脉之精，至此大备。

何以言之？人之先天禀于阴阳，而阴阳复生于胃气，唯谷神兴而营气足，故脉行焉。中涵先天四时五脏之正，而养于胃气，以微见其间，是以脉常有神，而可诊以阴阳逆从之法。故阴阳逆从之法，必首诊其胃气、五脏、四时。故诊胃气者，诊其力；诊五脏者，诊其神；诊四时者，诊其顺。

何谓力？胃之在三阳抟④而勿浮，在三阴抟而勿沉，其为洪圆有力，而阴阳两和，是平胃脉也。四至，而闰以太息为五至。于何有病？此谓有力。若胃气之衰耗，已先见不抟而浮沉矣。

何谓神？五脏五神而主五行，则恒见微弦、微钩、微软、微毛、微石之平衡，所谓真脏也。过则相凌，弱则受克，而脏神失，再过则真脏⑤现矣。此谓有神。

---

① 对待：指将各种不同脉象，按其相对的性质进行执简驭繁的归类。
② 微甚：判断脉象形态的强弱。
③ 悬绝：原意为相差极大，此处指察验脉象之太过不及。
④ 抟：聚集。
⑤ 真脏：脉象名称，即真脏脉，是五脏真气败露的脉象。

何谓顺？五脏以胃气各自主时而奉天，今故春肝、夏心、秋肺、冬肾，如天之被物生长化收藏，以一旺主时，而群脏从焉，毋得以错迕①争见者，所谓顺也。反顺则为逆矣。逆时则逆脏，并逆胃矣。此谓以顺。

是三者，病本之诊也。

于是审其阴阳，以别柔刚，而知其逆顺之所在。是以别于阳者，知病起时；别于阴者，知死生之期。此诊之大源，不可不知也。嗣是乃有相去之三诊，则于其病情而知之。一法为对待，如浮沉对待，缓急、大小、滑涩各对待，皆两不相侔判②，然可识者也。一法为微甚，从对待而推之，或甚浮微浮、甚沉微沉之过不及，以从容而知之也。一法为悬绝，如太过三倍四倍，不及之迥绝，绝无之殊，此为关格，真脏之见脉可察而辨也。辨其对待，以察生克；辨其微甚，以察间甚③；辨其悬绝，以察死生。而又参仲景之阴阳十脉而合察之，前三法为经，后四法为纬，不待多脉之名象，而死生顺逆之机了若指掌矣。

胃　脉　论

人之常气禀于胃。胃者，平人之常气也。人无胃气曰死，春胃微弦曰平，弦多胃少曰肝病，但弦无胃曰死。胃而有毛曰秋病，毛甚曰今病。脏真散于肝，肝藏筋膜之气也④。以下五节⑤

人自有生而后，全借谷气为养，故一日不再食则饥，七日

① 迕（wǔ 午）：违背。

② 侔（móu 牟）判：同等看待。侔，相等。

③ 间甚：间指病轻而兼证较多；甚指病重而兼证较少。语出《素问·标本病传论》："谨察间甚，以意调之。间者并行，甚者独行。"

④ 人之……筋膜之气也：语本《素问·平人气象论》。

⑤ 以下五节：四字当为衍文。

不食则死。可见平人之常气禀于胃，无胃气则死也。《经》曰：饮食入胃，脉道乃行①。以脉之行，必待胃气也。夫脉者，气血之府。人之神，得胃气而能精能神。此胃气者，精气神三宝之神粮，荣②卫之渊源也。其为气，流营溢卫，合精而神于脉，虽五脏各禀，四时各正，有必见必应之时，而于人之保合太和，必以胃气为本，此虽五脏四时，待此而得其平也。故辨脉必先辨于胃脉。

胃脉者，和而大，抟而有力，于三阳则抟③而勿浮，三阴则抟而勿沉，虽本五脏，应四时，而不受五脏四时之沮抑裁损④，此所谓平人之元气元神也。昌大于春夏，收藏于秋冬，使五脏之正气得以主时，而奉四时。故肝得王⑤春而脉弦，心得王夏而脉钩，脾得王季夏而脉软，肺得王秋而脉毛，肾得王冬而脉石。然而皆曰微弦微钩云者，正以明胃气之充壮，内鼓行而外循天令，使五脏以其和者主之也。其于五脏，皆曰脏真。脏真，五脏所藏之本，真气也。真气有本，虽起于先天所禀之阴阳，而不得胃气则不能充之壮之，以为真。故五脏所藏，而能散、能濡、能高、能下、能通者，皆胃气之取精以待用，而五脏乃始得行其职与事也。肝能藏筋膜之气，心藏血脉之气，脾藏肌肉之气，肺行营卫⑥阴阳之气，肾藏骨髓之气。五脏所

① 饮食入胃脉道乃行：语本《灵枢·经脉》。原文为："谷入于胃，脉道以通，血气乃行。"

② 荣：通"营"。《易·否》："君子以俭德辟难，不可荣以禄。"

③ 抟：原作"搏"，据上下文改。

④ 沮抑裁损：指四时节气的变化对脏腑气血的影响。沮抑，阻遏抑制；裁损，裁汰削减。

⑤ 王：犹旺。

⑥ 卫：原作"冲"，据裘本改。

以得胆举以固生身，以奉天令，皆胃气之常充常行耳。故必胃多而微见弦、钩、软、毛、石者为无病。稍有衰飒[1]，则弦钩等多见，而胃少矣。

夫弦、钩、毛、石之脉，得四时而见，何尝非五脏之正，而胃气不胜，遂成脏病，况此五脉之但单见耶？此为胃绝而真脏脉见，故曰死也。胃而有毛，春胃宜得微弦，今乃有毛，毛为秋脉，与春弦相反，是胃之不能生弦而受克于毛，使肺金侮木伤，令胃之受败已征[2]矣。然曰秋病者，此时少阳之生我，继则夏令之王我，生旺在我，故能犹有扶植。至秋则生扶皆去，不能不至此而病也。若毛甚，则胃家之太和已戕，可得断之以死。而曰今病者，即今不能掩其恶也。

夫人之生，天地合德，得阴阳五行之全。然自孩提毁齿[3]以来，天癸未至，肾元弗充，要有待于后天之谷神以充之，故持之又久，而后先天之元气以昌，力量精神之用以立，皆胃气也。自中焦出营卫以行隧道，谓之经气；合元气而积于胸中，谓之宗气；升于巨阳，谓之主气。此气至，能先天而天弗违，故入五脏为脏真，使总摄五官百骸；能后天而奉天时，故历四时五运司天之令，而为之应，而无四时之忒。故胃气之脉为人之主。有不为四时五脏之气所掩者，《内经》首提而言之，此脉家根本第一义。而东垣、丹溪诸公竞谓其和如春风杨柳，不知此特春胃微弦之一喻耳。若微钩微石，尚有所不能喻也。至于微软，更有妙义。胃本不软，以长夏混土主政，蒸其溽气，火湿相搏，使正气不能高举，故其象为

---

① 衰飒：衰败。

② 征：证明、验证。

③ 孩提毁齿：指幼儿换牙。

软。然而微软，则胃气之壮可知，此正所谓在三阳则抟而勿浮，三阴则抟而勿沉者，胃气之实象也。知此则知真脏见而主死之故矣。

诊法论[①]

《经》曰：圣人之治病也，必知天地阴阳，四时经纪，五脏六腑，雌雄表里，从容人事，以明经道，贵贱贫富，各异品理，问年少长勇怯之理，审于部分[②]。夫《内经》所贵色脉，而诊法又极详尽如此。盖以人病所属，由来之异，千条万绪，虽极存乎阴阳脏腑，表里虚实之间，而致病之由，所病之故，终非一律，能万全无失，此事极难。《内经》十诊以示后学，吾得而论列之。

一曰度[③]人。人有三公六气之人，五形五性，体态各异，厚薄不同，或能[④]春夏，不能秋冬，或能秋冬，不能春夏，或寿或不寿，逢感节病，又兼六气，参错阴阳，其筋骨气血各不等，于是别其五色。凡形胜色，色胜形，至其胜时，年加感[⑤]，则病行矣。是可望而知之者也。

二曰度脉。则审其大小、浮沉、滑涩，别其左右、上下，以求五脏四时病气之逆从。得神者昌，失神者亡。故微妙在脉，不可不察，所谓切而知之者也。

三曰度脏。凡五脏之藏神，性情体用，生气有不合于四时

---

① 诊法论：此篇底本仅存目，正文缺，今据马本补入。

② 圣人……审于部分：语出《素问·疏五过论》。部分，《素问·疏五过论》作“分部”。

③ 度（duó 夺）：推测。

④ 能：通“耐”，忍受。《淮南子·地形》：“食水者善游能寒。”

⑤ 年加感：裘本作“年气加感”，义胜。

之理，而有五情败伤之事，是人之大神不立，而外感内伤，皆其后焉者。是以度脏为亟亟①也。

四曰度肉。则人之形气所呈，肌腠分理，皮肉形气，或相得，或不相得，则寿夭判焉。病由此，或轻而重，虽重而轻，如薄天苍理②之耐病不耐病之相去也。

五曰度筋。筋有大小坚脆之别，则燔针劫刺之不可不审也。

六曰度腧。腧有井、荥、腧、原、经、合，而又募原之归此，备四时之刺，明于五腧，疾徐所在，屈伸出入之皆有条理，岂曰按谱而求，拘执而取乎？

七曰度阴阳。阴阳之变不可胜理，人知经络脏腑，表里阴阳，而不知人有大阴阳，如三阳为经为父，及为游部为纪，三阴同然。而又有奇恒之阴阳，正月二月即人气在肝，三月四月人气在脾，五月六月人气在头，七月八月人气在肺，九月十月人气在心，十一月十二月人气在肾，此先天阴阳之应，恒自下而上，亦自上而下，初未尝失其性理，而于脏腑所主则已不同，而况乎运气之乘除胜复③。当其病时，此阴阳又在所必详必论者，是又不可忽者也。

七者诊人备矣。至于从容人事，不失人情，则又有三诊，曰：八度君，九度民，十度卿。君者，王公大人，骄恣纵欲，与气志之顺逆；民则有苦乐暴久贫富也；卿则有尝贵后贱，败伤脱势，及欲侯王。此谓人情，得其情而从容于其间，此诊之道在所必备也。

---

① 亟亟：急迫，引申为重要。

② 薄天苍理：裘本作“薄肤苍理”。

③ 乘除胜复：消长盛衰。

阳密乃固论[1]

天藏德而以日为光明，人心藏神而以阳气为固密。阴阳之道，必有所先，养生之本，亦必有所谨。此《内经》原病之所起，必眷眷[2]于阴阳之论也。为之言曰：阴阳之要，阳密乃固[3]。

夫人身之阴阳皆欲固也，而必曰阳密乃固，阳密之道为何？凡阳者皆气而近浮，浮乃在上，故曰阳因而上。然阳有高明之体，高明在上，此为真阳，而不可谓之浮。阳必散而在外，散则周遍，故曰阳以卫外。然阳有纯一之道，纯一而健，此为纯阳，而不可谓之外。非浮与外，则阳有元亨[4]之隆也；不外不浮，则阳有利贞[5]之用也。是故阳之积，运之以生神明，而为高明，是以精则养神。阳之运，倡之以为物，先而煦妪[6]之，是以柔则养筋。斯则阳之所事，有百阴不能及者矣。而必曰以密为固者何？阳非不能固也，其失在不密也。

致不密者有三：

起居如惊，而神气乃浮也。措情躁扰，与物骀宕[7]，阳乃飞越而不归，则内之恬愉[8]失，而玄府不闭矣。风寒暑湿乘之时起，故外无御侮，内必受兵。此不密之故一。

---

① 阳密乃固论：裘本将此篇另立于《附论》一章。

② 眷眷：反顾的样子。

③ 阴阳之要阳密乃固：语见《素问·生气通天论》。

④ 元亨：卦象术语，指大通大顺。

⑤ 利贞：卦象术语，指和谐贞正。

⑥ 煦妪（xùyú 续鱼）：温煦，和悦。妪，通“愉”。韦孟《讽谏》：“我王以妪。”

⑦ 骀宕（dàidàng 怠荡）：亦作“骀荡”。放荡。

⑧ 恬愉：原意为快乐，此处指安宁。

烦劳则张，而精绝也。夫阴为精，藏精而起亟，以赴阳。而人不知节息，每强力用之，且烦且劳，烦则不静，劳则不息，则阳已张矣。张如弓之久满，而不知弛也，此则弓力已竭，筋干为伤，故精绝，驯致[1]其道，至目盲耳闭，若坏都。此不密之故一。

大怒则形气绝，而血菀于上也。大怒则伤阳，阳既郁逆结塞，则血无所行，为逆而菀于上，故有吐血数升而殒者，有疽发于背者，皆薄厥之至也。此不密之故一。

三者一越于外而外得侮之，一困于内而内竭焉，一乘于猝而暴厥焉，则何能精则养神，而柔则养筋哉？然则如何而密？曰：阳气者，若天与日，天藏德而以日光明，则当清谧以宁心，固精以养神，节劳以养筋，而阳倡阴和矣。阳健运，阴奠定矣。夫是谓之乃固也。

气归权衡论[2]

人之所以举一身者，以气耳。气之所至为运动，气之所煦为和暖，乃至腐熟水谷，给散精血，上下之所充，肌肤之所卫，无非是气者。然是气亦必有宗主焉，提挈焉，有以统摄之而不乱，然后能为神明之共给，指使而不倾。此气之所以必归于权衡也。

原本《经》之所谓，谓食气入胃，散精于肝，淫气于筋。浊气归心，淫精于脉。脉气流经，经气归于肺，肺朝百脉，输精于皮毛。毛脉合精，行气于腑，腑精神明，留于四脏，

① 驯致：亦作“驯至”。逐渐招致。

② 气归权衡论：裘本将此篇另立于《附论》一章。

气归于权衡[1]。此谓食气之能生气血，瞻养脏腑，故肺得其职，而五脏之气齐平，气乃归于权衡也。然大要举其得气之养如是耳。其所以然，则犹未之详言。何则？人身之气，根本于太冲。太冲者，先天之根柢，其气上升，而为巨阳，下散于三焦，积于膻中，此元气之本也。原其始，则气之未动时，起于先天坎中之阳，而动于子半，以为少阳胆家之气，遂能游部于胆家之间，此所谓生气，亦所谓和气也。然后胃家以食饮仓廪，积其精华，腾其谷神[2]，于以供给脏腑经络之用，以为之副[3]。此则后天之谷气，于以配先天之生气，而合之为一。先天能始之，后天能终之，其功用未尝有分焉。要其能如是者，殆有权衡存乎其间。

所谓权衡者，肺肾是也。肺主上焦，肾主下焦；肺主降，肾主升；肺主呼，肾主吸；肺主出气，肾主纳气。凡一身之气，其经纬本末出纳之序，皆二脏为之。一散气而持其平若衡，然轻重缓急出入，不差累忝[4]。一镇气而归其根若权，然上下降升，不使断续间歇。是二脏权衡之用也。

难者[5]曰：荣卫本出中焦胃气。卫以充体，荣循隧道，脾以散之，胆以行之，亦各举其职，以为平耳。何曰气归于权衡？权衡以平，气口成寸，以决死生也。夫太冲为十二经之海，统十二经，使皆升，而肺以一脏秉相傅之权，持其平而不使之亢而不

---

① 食气入胃……权衡：语出《素问·经脉别论》。

② 谷神：指水谷精微之气。

③ 副：辅助。

④ 累忝：即忝累，犹言失职、不称职。

⑤ 难者：即《难经》。

下。是气升于上者，使非肺为上之衡，则必有愆①阳之患矣。手太阴为元气治节之主，亦既指使循环，节宣百节经隧。使非肾一脏以纳气之原脏，其用而归于精之宅，不使为无本之施，是无其权而气不归下，则既有绝阴之事矣。唯以上不愆上，下有守下，而后气归于权衡。权衡以平，则气口成寸，以决死生也。是义者，实人身之大权，医家之定衡，从是知养气之旨矣。

神转不回论②

《经》曰：出入废则神机化息③。又曰：阴阳不测之谓神④。是神者，不测之道，而为阴阳出入之主。所谓机也，神不可见，从机见之。是其机者，如水之流，如环之转，而莫之夭遏，夫惟顺而已矣。是人之所以合乎天也，惟顺乃转，惟转必顺，故其出入往复皆合于机，而以为人之神。故占人之神者，必有妙于其转者焉。然有数大端，不可不察也。

一者经络营卫之转。卫，卫外而为固也。平旦目开而下行六阳，日入注少阴，而夜行六阴。其气与阴同静，与阳俱动，而不越于候，亦如天地之生息无间，以真以遂，如日夜之息也。若稍回则滞于阴而阳病，壅于阳则阴病，《经》所谓谨察卫气，为百病母⑤是矣。营之行亦自平旦出手太阴，内外次传，日五

① 愆（qiān 千）阳：阳气过盛。愆，过错。《左传·哀公十六年》："失所为愆。"

② 神转不回论：此篇底本仅存目，正文缺，今据马本补入。

③ 出入废则神机化息：语出《素问·六微旨大论》，原文作"出入废则神机化灭"。

④ 阴阳不测之谓神：语见《易·辞系》。

⑤ 谨察卫气为百病母：语见《灵枢·禁服》。"卫气"原作"胃气"，据《灵枢》原文改。

十营而无回忤[①]。故见之脉，五十动而无一代者，名曰平人。不满十动一代者，五脏无气，予之短期[②]。代者，歇至与变更也。此所谓回也。

一者脏腑受气相生之转。脾散精于肝以为血，浊气归心以为脉，脉气流经归肺，肺输精于皮毛，毛脉合精而行气于腑，腑精神明，留于四脏，气归权衡，以成气口。故脾气散精，肺为行气，肾主纳气，受五脏之精而藏之，以养心君，此脏腑相生而转之次也。不转而回，则相克侵凌之祸起矣。

一者为四时五行之转。其一为天气所在，正、二月人气在肝，三、四在脾，五、六在头，七、八在肺，九、十在心，十一、十二在肾。其气自地气始发，自下而上，故由肝及脾，自脾上头。七八阴气始进，自上而下，故由肺及心，自心归肾，以为始终。其一为脉应所在，当春而弦，夏而钩，秋毛冬石。然而微平者，以胃气充壮，略带令气，斯为和耳。余脏余时，终无有逆令者，此所谓转也。一有回逆，则营气不营，而脏已病矣。

一者为阴阳开合之转。三阳之开合枢，合为一阳，阳所以能倡；三阴之开合枢，合为一阴，阴所以能和。若其次失，则阴阳之内，神有不和，而太过不及之气见矣。故一身之气，经络之会，四时之应，脏腑之用，皆有神以为之转，如天行之健，地气之生，环不失次，流无停曲，以其机出入而无为之逆者，是以曰神转不回也。若回则不转，乃失其机矣。于此察病，而观其生死间甚，思过半矣。

---

① 回忤：回逆。《说文解字》："忤，逆也。"

② 予之短期：离死期不远。

针刺部

十二原脏井木腑井金释

《经》云：五脏有六腑，六腑有十二原①。十二原主治五脏之有疾，乃其名原，其穴即脏之太渊、大陵、太冲、太溪，属腑而名之为原。六腑又别有六原。学者蒙昧，不识原义，窃尝释之。

原者，阳之名也。十二原出于四关，四关属手足踝骨以上，其地各尺，为手足诸阳之本，而阴脏之井、荣、腧、经、合，从是起焉。此起于阳，不起于阴，则虽五脏之专精，皆可以阳属之。而治五脏之有疾者，必先针此，以候气之阳，而归之阴，此本以阳治阴，以腑治脏。故云五脏有六腑，六腑有十二原也。乃六腑之原，则又五腧之外，别立六名，斯则六腑之正原，以阳治阳者也。

至本《经》释五腧曰为井木②，释六原曰为井金③。金木之义，古今未晓。王太仆而下，及马玄台④，皆以乙木庚金为乙，与庚合。此脏腑合，殊无义理。滑伯仁⑤又谓阴木生阴火，阴

---

① 五脏……十二原：语见《灵枢·九针十二原》。

② 井木：语出《灵枢·本输》。指五脏经络的井穴，少商（肺）、中冲（心）、大敦（肝）、隐白（脾）、涌泉（肾）。

③ 井金：语出《灵枢·本输》。指六腑经络的井穴，至阴（膀胱）、窍阴（胆）、厉兑（胃）、关冲（三焦）、少泽（小肠）、商阳（大肠）。

④ 马玄台：即马莳，明代著名医家。字仲化，又字玄台。浙江会稽（今绍兴）人。著有《黄帝内经素问注证发微》《黄帝内经灵枢注证发微》。

⑤ 滑伯仁：即滑寿（约1304—1386），元代医家。字伯仁，晚号樱宁生。祖籍河南襄城，后迁江苏仪真，又迁浙江余姚。著有《十四经发挥》《读素问钞》等。

火生阴土，阳金生阳水，阳水生阳木释之。张介宾①亦仍其说。其“阴生阴，阳生阳”且勿言，亦何见而阴脏起于木，阳腑起于金，且为乙与庚之说耶？徒见木之在脏也，且以为阴也，而乙之；金之在腑也，以为阳也，而庚之。问其所以起于木、起于金者，何故？犹蒙然②未之辨也。

且《经》曰：守经据治，无失俞理③。则针有候，俞有理焉。针法以四时各取井俞，是四时之针法必以木金为候也，而脏腑之本俞亦各自分金木。夫金木者，生成之终始也。五脏藏精，其气皆阴，然化气必生于阳④。故五脏虽阴，而其气恒同，起于少阳之生木。六腑致用，其气皆阳，然以气盛而必归于精。故六腑虽阳，而其气为成，皆同于西成说物之兑金。夫是脏为井木，腑为井金也。生气在脏，成气在腑，如四时之春秋，此阴阳之定理，针法之所必究也。不失俞理，非是之谓乎。

---

① 张介宾：明代医家（1563－1640）。字会卿，号景岳，别号通一子。原籍四川绵竹，后徙居浙江会稽（今绍兴）。著有《景岳全书》。

② 蒙然：蒙昧貌。

③ 守经据治无失俞理：语出《素问·疏五过论》。原文为：“守数据治，无失俞理。”

④ 阳：原作“阴”，据裘本改。

卷之二

病　能[1]　部

（孙批）病能之说原于气运。己未六月阅起。石芝记

手太阴肺脏病论

肺居西方金位，上应阳明燥令，所以与足太阴脾同名太阴者，以其为一身元气之主，出治节，以佐君，其位高而居华盖之顶，故为太阴。又与太阴脾同行气以给众脏，故因以名之。其实为阳中之少阴，而主秋令，成万物。秋令清肃揪敛，而肺以丽水之金，生水而居天河之上源，以沛雨露，故常病燥与寒热，然最为娇脏。其气恒下行，故静则下沉于肾宫而与水相通，所谓母隐子胎也。以其外应皮毛，皮毛纯太阳之部，故太阳之伤风伤寒与汗出中风，兼形寒饮冷，皆伤肺见证，如鼻塞声重，气逆喘咳，肩背痛，嚏呕，胸满烦心，证与太阳同。又若五志之火上炎，阴虚内铄，肝火挟心而刑金，则亦伤肺，其证为肺痈，萎[2]，痿躄，唾血，声嘶，息有音，衄衄，掌中热，喘不休，白血[3]出，皮毛焦，皆伤火燥焦卷之症也。虚则少气，不能报息，耳聋嗌干。其治之之法，伤于外者，与足太阳同法，其邪气盛，闭塞膹郁，必于足太阳泻之。伤于内者，正气衰，

① 病能：语出《素问·风论》，为疾病的临床表现及病因、发病机制的统称。能，古通“态”，《素问·阴阳应象大论》：“此阴阳更胜之变，病之形能也。”

② 萎：指肺萎。

③ 白血：指汗液。

金破伤，必于足少阴肾养之，而于足太阴培之。故补水培土是养金之善法。然以金性下沉，隐于子胎，肾家水火两病，亦能使肺两症同受，故有时水泛为喘壅，有时水沸为痰而喘鸣，皆以气上逆，而有水火虚实之不同。要其治，不出足太阳、足少阴、足[1]太阴三经之法矣。（孙批）肺主气司出，象白色属金，性重气刚，居上以镇诸脏，而压糟粕，以行大肠，而主出入也。纳清气以出浊物。所受者，太阳之阴，以固阳气，所司者，太阴之阳，以行阴物，故曰太阴，而名之有至理，非就经文字面而释其名为正也。此系病能而言也。

手少阴心脏病论

心脏应天少阴君火，为神明之主，生之本，神之居，其间十二经皆拱向听命，而咸以气应之，贡其精以养之，故心为血之主，脉之宗。盖神以气存，气以精宅也。其精常满，故能分神于四脏；其气常充，故能引精于六腑。而肾家一脏，又实为心君之尾闾[2]。《内经》云：心舍脉，其主肾也[3]。夫肾为心主，故必肾水足，而心火融。故养心之法有二：寡思虑，守恬愉，使心无过量之用，无留根之事，此养之以气也；常握固，戒多欲，使肾无淫佚之失，无相火之乘，此养之以精也。若用神无方，则伤其气，伤其气，并伤其精，而神归于空飞。守肾无节，则伤其精，伤其精，遂伤其气，而水不能制火，阴不能为阳宅，而水气遂至凌心。是心病之始，始于此也。

是以心气未尝不有余，稍失血则为不足，故心之不足、有

---

① 足：原脱，据文义补。

② 尾闾：原意为海水所归之处。此指心肾水火相济之处。

③ 心舍脉其主肾也：语出《素问·五脏生成》。原文为："心之合脉也，其荣色也，其主肾也。"

余，皆系乎血之盛衰。血盛则耳目聪明，而神能寂照。血衰则虑易志耗，而昏妄交集。故凡火有余之证，皆为血不足，而血不足之候，又皆能使火不足。凡心证之有余、不足者，皆不得与运气司天之火淫、火郁徒属乎火者同候，而治要在养阴凝神，守精驭气，以匡救其有余不足而已矣。

其《内经》曰心病者，胸中痛，胁支满，肋下痛，肩背胛间痛，两臂内痛，虚则胸腹大，胁下与腰相引而痛①者，盖心为血脉之主，其神明不受病，所病在血脉，故其实其虚皆不见本脏，而在血脉。其在血脉，必先以在经络者病之，其胸中痛，以及腹腰胁之间，皆手少阴、手厥阴脉之所及，故先病于本经也。若当其虚，则胸腹大，胁下与腰相引而痛。又缘脾胃之不上纳气，肾肝之不上贡精，故其病亦相连耳，又非止经脉之故也。若心经络病者，为是动则嗌干，心痛，渴而欲饮②，以及所生病，目黄，胁痛，臑臂内后廉痛，厥，掌中热痛③，此皆正经络病也。而其病又能及心，要其本末然也。嗌干者，其支脉挟咽；病通心，则心火炎，故心痛；火炎则阴耗，而心液干，故渴而欲饮。心部在阳明，故心痛而热及阳明，则阳明亦热，故渴而欲饮也。“目黄，胁痛”以下，至“掌中热痛”，皆心脉热逆也。又精气并于心则喜，惊而夺精，汗出于心，与忧思伤心者，心喜胜而恶负，并于心，则心有余，故喜，乃心之浮阳也。若惊者，肝胆失利，不能

① 心病者……相引而痛：语见《素问·脏器法时论》。

② 是动则嗌干……欲饮：语见《灵枢·经脉》。是动，即是动病，由外因而引起的经络病变称为是动病。动，变动。

③ 所生病……掌中热痛：语见《灵枢·经脉》。所生病，指与本经相连属的脏腑影响经络所发生的病症。

为心捍，而心气内洞，故夺精。神不守荣，故汗出。心之官则思，思而不胜则忧，甚而不已，则神明内定[①]，甚而不止，则神明内乱，故忧思皆伤心也。

足阳明胃腑病论

阳明胃，土也，而当相火居正之地，其地又为两阳合明。合明者，太阳少阳二部地分相合于此而明之也。凡三焦、少阳胆之所游部，手心主胞络之所总督，皆以与阳明为腐热水谷之用。故本《经》曰：阳明者，午也[②]。午为夏令之中气，而相火之本职，又三阳之合气也。其腑气旺，血多热盛，故能应夏令而主相火。凡心胞络之代心而主相火者，其建功致用皆以阳明也。

仲景曰：阳明之为病，胃家实也[③]。夫胃家之实，非谓大便之盛[④]，得病必为气血两实之症见耳。是以凡胃病之来，其病气无有不实，而其热甚则为狂，疟，温淫，汗出，鼽衄，口㖞唇胗[⑤]，颈肿，喉痹，斑黄，狂乱谵妄，潮热，登高而呼，弃衣而走，骂詈不避亲疏。凡其在经在络在腑，无不以气实血热显症。此仲景所谓胃家实也。然亦有虚与寒者，则又以相火之虚。故胃怯而不支为病，洒洒振寒，善伸数欠，颜黑。病至则恶人与火，闻木声则惕然而惊，心欲动，独闭户牖而处身。以前皆寒栗，胃中寒胀。此则阳明之虚，不可不察也。要胃家

① 定：裘本作“空”，义胜。

② 阳明者午也：语见《素问·脉解》。

③ 阳明之为病胃家实也：语见《伤寒论·辨阳明病脉症并治》第180条。

④ 盛：裘本作“鞕”，义胜。

⑤ 唇胗（zhēn 真）：嘴唇溃疡。《广雅》：“胗，创也。”

为营卫之大主，五脏之宗主，其气腾而上盛，则脉倍见于人迎，其精充以下输，则脉涌盛于趺阳。仲景察病必先诊两夹喉动脉之人迎，及两足趺之卫阳，以知人之死生间甚。盖以足阳明及足少阴为先后天之根本故也。故胃虽与腑为六，其脉能大见于寸口，而立一阳脏于五阴之间，凡以此也。

足太阴脾病论

脾位三阴，为六经内主，以地德而上承乎天，故广明之下，即为太阴。太阴掌太仓之出入，为心君储精待用之府，所以散精微，瞻运用，为胃行津液。其职主运，故以升为德，部当水谷之海，故以湿为苦。若有余不足而为病，病淫与郁，则水火二气皆能病之。水病则壅，壅则伤气，虚而不运，腹满胀，胃脘痛，肠鸣飧泄，食不化，身体皆重，上为大塞。火病则不濡，不濡则伤血，血枯而燥，胃气乃厚，善饥，肉痿，足不收，行善瘛，脚下痛，舌本强，食则呕，食不下，烦心，水闭，黄疸，脾约必也。常使少阳之和气常动于其中，则土润而升，不伤于燥，土健而运，不伤于湿，斯为得其平矣。（孙批）未动念，阳为主，阴为用；已动念，阴为主，阳为用。然而其居中央孤脏，以灌四旁，而主四末，有病必沦①于四脏，四脏之有病，亦必待养于脾。若脾绝，则四脏无生者矣，故后天之本绝较捷于先天之根绝也。（孙批）土绝则胃绝、脾绝、后天绝，先天七日不食则死。故治四脏者，不可以不养脾。调停脾胃，医中之王道也。然而曰腹满䐜胀，支膈胠胁②，下厥上胃③，以为过在太阴、阳

---

① 沦：降落。

② 支膈胠（qū 区）胁：胸膈胁下感觉阻塞不适。胠，腋下。

③ 上胃：裘本作“上冒”，义胜。

明者，太阴土壅，则本经不运，而阳明之气不腾，是不能出营卫以升达于上下。不达于下，则肾气独沉，故下厥；不升于上，则肺气不行，故上冒。此为中气不足，中州之病，是以甚则入脾①也。

足少阴肾脏病论

肾在人身为阴中之少阴（孙批）少阴者，阳气初转，阴气乍生之谓也，应天时而主冬令，故太阳寒水司气，不归膀胱而归肾。盖以肾之为气主，蛰伏主归，藏天地敛藏之气，必归于此，是以寒水唯肾得主之也。顾②其脏位为先天根柢，与心火为对待③，故又为阴中之太阴。而先天真火，亦涵于此。是虽以水为体，寒为位，而以火为用。（孙批）此火，命门真阳之火，安身立命之主，即坎卦中一划，乾金真阳，以运化生长收藏之源。故水为太乙之元，勿作火用，先生此句有病。计坎中之中，画一阳入二阴之间，为体阳而用阴，其性流行，又体阴而用阳。故其坚滑者，水体也，其流行者，火用也。是以先天肾中，得水火两具，而藏命门真火于至阴之中。

夫阳气生于阴中，静极而动，能升阴精以上奉离宅，所谓升坎填离之妙，皆先天之大本大源。火藏水中，水升天上，故常以水为海，火为龙，水暖而龙潜，水寒而龙起。是以肾家之病，不止水衰为土所克，又有水火两病。如湿淫寒淫所胜，则肤肿，骨痛，阴痹，头项痛，时眩，饥不欲食。寒气自伤，清厥④，意不乐，腹大胫肿，喘咳，身重，寝汗出。龙火为患，面如漆柴，咳唾则有血，

---

① 脾：原作"胆"，据裘本改。

② 顾：不过。

③ 对待：相对。

④ 清厥：四肢清冷而气逆。

喝喝[1]而喘，心如悬，口热咽干，烦心之类，皆肾家寒湿之淫，亦水空火腾之为患也。乃其水藏土中，其为蛰藏，亦借土封之力。故《内经》以为肾合精，其主脾[2]，此封藏必在脾气，故不曰克，而曰主。此前人补肾，用六味入茯苓、山药之妙理也。先哲之言曰：肾家水不足，勿扑其火，须滋阴之真源，以配火；肾家火不足，勿伤其水，须益火之主，以配水。有旨哉。

足厥阴肝脏病论

厥阴肝脏，在人身居太阴脾之下，少阴肾之前，是为人身下部之中。故其位在少腹，其地为血海，其脏微偏左，故其部在两肋两胠。其经气起足，上腘内廉，循股阴，环阴器，抵小腹，上贯膈，循喉咙之后，上入颃颡[3]，与督脉会于巅，是以厥阴通乎巅顶。然其脏为两阴之交尽，阴之绝阴，其表为少阳，绝而复苏，一阳来复，故少阳起于厥阴，一阳发生之气由此而起。故其脏为木德，主春，主甲乙，而与胆共为少阳。是以少阳与厥阴为表里，乃其脏主藏血，为血家之部，其地为血海，故其职为血脏而摄血。又为一阴主筋，在两阴之间，为独使，是以能任筋骨劳役之事，为罢极之本。其精上荣于目，而兼通于耳。以木为德，故其体本柔和而升，以象春，以条达为性，而不可郁，故其气常若急而激暴以发怒。及其病也，其证多逆，逆则头痛，耳声不听，颊肿，徇蒙招

① 喝喝：气促貌。

② 肾合精其主脾：语出《素问·五脏生成》。原文为："肾之合骨也，其荣发也，其主脾也。"

③ 颃颡（hángsǎng 杭嗓）：指咽喉部上腭与鼻相通的部位。

尤①，目瞑，及两肋下痛引少腹，令人善怒。虚则目无所见，耳无所闻，善恐，如人将捕之。以至经病，腰痛不可俯仰②，丈夫㿗疝③，妇人少腹肿，甚则嗌干，面尘脱色，遗溺，癃闭。其郁与胜，必侵及所胜，胜则脾土受邪，故胸满、呕逆、飧泄。此其大较也。

然其于五脏为独使，而合少阳胆为游部，又为将军之官，则于一身上下，其气无所不秉，和则为诸脏之瞻养，衰与亢则能为诸脏之残贼。（孙批）肝和则生气发育万物，为诸脏之生化。凡弦脉所见者，皆是也。是以肝家之逆证最多，其为寒热虚实，邪气侵克，本经自病，与经气相加，凡三十有余症。要为肝之不足，此不必言也。即肝之有余，非有余也，肝之阴不足也。或谓肝无补法，此昔人之谬。夫肝气之逆，由肝志之郁。《经》曰以辛散之，以辛补之，岂曰伐之乎？肝火之实，由肝血之虚。《经》曰以酸泻之，以酸收之，以甘缓之，岂发滋养乎？至若阴邪犯入，则阴厥，阴厥宜温，是补其气也。阴虚不荣，则阳厥，阳厥宜清，是凉其血也。近代薛立斋④立论清肝火，补肝血，矫前人之弊，真得之。

太阳经经络及膀胱病论⑤

气交外感病论

四时六气，五运司天，是为三合。缘其三合，故为气交。

---

① 徇蒙招尤：古症名。徇蒙指目眩，视物昏花不清；招尤为头部振摇不定。

② 俯仰：屈伸。

③ 㿗疝：古病名。疝病的一种，多指阴囊肿大或溃肿流脓血的病症。

④ 薛立斋：即薛己（1487—1559），明代医家。字新甫，号立斋。江苏吴县人。曾为御医，著有《内科摘要》《外科发挥》等。

⑤ 太阳经……膀胱病论：底本目录有此篇名，底本与校本正文未见。

气交则变，而人应之，是以外感百病生焉，人在气交之中故也。四时六气之正，《内经》全不列证。其不列证者，以正六气，本五行四时之顺，阴阳升降之宜，果合气宜，何尝有病？所以有病，以其气之至，有太过不及，而又有加临乘除①，主客胜负，既参合其间，则又恒能变本气之用，而为太过不及之殊，此则运气司天，苟相值相加，皆不能无病也。若以不关于人，则该年之生息，鳞、介、羽、毛、倮类之盛育衰耗，草木之荣落，每年不同，此非其气交而变者乎？人在气交变之中，奚有不感者？又内应之苟失其和，亦奚有不病者哉？

然其所感，与内伤七情异。内伤从素②性偏僻，煎迫之有素，脏腑禀受厚薄之不相得，即由此而外感，亦本自有内气，非可止以外邪治之。《内经》别有《奇恒》③一门，以收内伤。要其法，与运气之外感霄壤。然《内经》拈“运气七篇”，其病丛列，帝以条绪纷纶，复询岐伯以致一之道，而岐伯答“病机十九条”以约之。其致病皆由岁气交加，外淫而甚，其中火热独多者，以二火司天故也。岐伯恐帝未得圆通，故首诫以无失气宜④，而继之以无者求之，虚者责之，谓有内证夹之，当加之意也。初不以外感之有余印定⑤后人眼目。

---

① 加临乘除：运气学术语。加临指主客加临，即每年轮值的客气六步分别加在年年不变的主气六步之上。乘除指岁气的消长变化。

② 素：平常、向来。

③ 奇恒：古医经名，已佚。《素问·病能论》：“《奇恒》者，言奇病也。所谓奇者，使奇病不得以四时死也；恒者，得以四时死也。”

④ 无失气宜：语见《素问·至真要大论》。

⑤ 印定：固定不变。

刘守真[1]，高明之士，乃或不察，而执以为脏腑内外百病皆尽于此，衍[2]为《原病式》[3]一书，尽以有余属之火甚之证十恒八九，特信寒凉攻泻之法，为之立方，以误后人。极于张子和《儒门事亲》一书，专以汗吐下三法从事，峻剂祛邪，以为邪祛正立，否则关门闭盗。后学不察，仍其偏说，原其不读《内经》，而溯其《奇恒》一门，亦不知人素脏腑阴阳内气，先有余不足，邪之所凑，其气必虚，盗乘其虚，入劫执主，当是之时，攻盗乎？救主乎？若救主而用攻，杀其主而已矣。是又不讲于仲景之法也。

要总而论之，运气加临为病者，不越运气之有余不足而补救之，然须内固其脏腑。脏腑之有余不足而内为病者，纵有运气之感，仍治以脏腑之内伤，而略祛速祛其微邪，以靖[4]内气，所谓养正则邪自去者，此矣。故治外感之纯用攻者，未为善法也。

厥阴岁气病疏

按厥阴本气为风为木，在岁序为十一月冬至一阳生之后，于时则两阴交尽于上，于气则风木升动于下。是以风木为本，厥阴为标，标属沉阴，本乃少阳，少阳方起于沉阴而未著，故不曰少阳，而曰厥阴。于时风木未胜乎阴，而厥阴用事，是以凡厥阴时气，及岁气司天在泉，所至虽属风木，而标之所在皆风木不足，阴寒有余。在人应之，外动于风，内感于

---

① 刘守真：即刘完素（约1120—1200），金代医家，金元四大家之一。字守真，自号通玄处士。河间（今河北河间县）人。又称刘河间。著有《素问玄机原病式》《素问病机气宜保命集》《宣明论方》等书。

② 衍：通“演”，演述。《易·系辞上》：“大衍之数五十。”

③ 原病式：即《素问玄机原病式》。

④ 靖：平定。

肝，而恒起于阴，故其病在筋，所至为里急。里急，阴乘木而木郁也。为支[①]痛肋痛，阴乘本经络，而木不伸也；为緛戾[②]，风动筋而筋转也；为呕泄，风木上逆下克也。此皆所至而病也。

然司天恒气，从六元天气司之。若己亥岁，虽厥阴司天，乃风气在上，厥阴下奉之，则风宣而动。风行地上，必脾土受克，势必病脾。是以民病胃脘当心而痛，上支[③]两肋，鬲[④]咽不通，食饮不下，舌本强，食则呕。此肝脾之部位经络两为所乘，故病如是也。又且胃膈如塞，腹胀，溏冷泄水，闭瘕之反见者，风兼阴寒，阴寒动脾，又厥阴之标见也。然而风气在上，又中见少阳，则风与少阳摇运，当其淫胜，又必本肝先病，故耳鸣头眩，愦愦欲吐，胠肋气并[⑤]化而为热，小便黄赤，胃脘当心而痛，肠鸣飧泄，少腹痛，注下赤白，皆风与热并而摇动肝脾之间也。乃风木之动，兼寒热二者，是以寒热二症，亦出于肝也。时当木运不及，则恒从金所化，而为摇动注恐。摇动者，筋病；注恐者，肝胆俱病。又其病为肢废、壅肿、疮疡。木被金刑，清燥伤荣，而壅溪谷关节，故肢废且壅肿、疮疡也。然以在天之气，岂容尽克，于是有郁。郁与燥伤而异，燥伤为乘所胜，郁为内不伸，此气将发而伏也。惟伏而不发，则郁特甚，所以民病亦胃脘当心而痛，上支两肋，鬲咽不通，饮食不下，

① 支：通“肢”。《易·坤·文言》：“正位居体，美在其中，而畅于四支。”

② 緛戾（ruǎnlì 软利）：一种抽筋的病症。緛：收缩；戾：通“悷”，扭转。潘岳《射雉赋》：“戾翳旋把，萦随所历。”

③ 支：支撑。

④ 鬲：通“膈”。《素问·风论》：“食饮不下，鬲塞不通。”

⑤ 并：原作“井“，据裘本改。

症与风胜同。彼以木逆，此以木伏也。抑而伏将上拒于鬲特甚，遂支两肋而鬲咽不通也。甚则耳鸣目眩，转不识人，善暴僵仆。木郁生火，而相煽于心肾之间，使神魂不守，而卒中暴厥至矣。故所谓郁者，非不及也，受制而莫之发，则成怒，故自相乘也。此其治必发而伸之乃快耳。“病机”曰：诸风掉眩，皆属于肝；诸暴强直，皆属于风①。诸风掉眩，皆兼火与寒；诸暴强直，皆兼胜与郁。总之，皆厥阴风木外淫之为也。内气不足，与之逢合者有之；时气太过，而脏气不能御者有之。所以有主客之分也。治客以急，治主以缓，主胜逆，客胜从，治六气之权衡也。

少阴岁气病疏

少阴君火，在正六气居卯辰之位。木方用事，火气方舒，而未出于阴，故君火之出，为少阴。然君者，帝也，出于显明卯位，所谓帝出乎震者是也。本候为木，主春用事，所以君火不用。然在司天而当子午，午本南离②，故为热化，居气为灼化。灼与热异，热则临之，灼则近之也。

天六元，火在上，少阴在下，火为本，少阴为标，亦本阳而标阴也。是以少阴所至本标之间，心火与气相乘，或至而不足，或至而有余。凡其为惊惑、恶寒、谵妄者，又或为悲妄、衄蔑③，皆火不足而阴乘之，热收于内也。其为疡疹、身热、语笑，火有余而自乘于心神，并及血脉也。其在戊癸火运，若

---

① 诸风掉眩……皆属于风：语出《素问·至真要大论》。

② 南离：南，南方；离，火。

③ 衄（nǜ）蔑：病证名，出《素问·气厥论》。衄指鼻血，蔑，当作“衊”，指汗孔出血。

戊午戊子为天符①，为赫曦②，则火太过，动为炎灼妄扰，其病笑、疟、疮疡、血流狂妄，此亦君火自乘而伤神魄，血脉鼓行。刑金则金肺受邪，是以民病疟，少气，喘咳，血溢血泄，注下，嗌燥，耳聋，中热，肩背热。肺气不行，木火交煽，而寒热争，故疟；壮火食气刑金，故少气、喘咳；火逼血妄行，使阴阳两伤，故上溢口鼻，下泄二阴；火急迫，故奔迫注下；嗌燥、耳聋，火盛涸水而伤肾；肩背热，则火炎上焦。皆金不足而不能救，乃伤诸脏也。甚则胸中痛，胁支满，胁痛，膺背肩胛间痛，两臂内痛，身热骨痛，而为浸淫，皆心经及手心主所行之处，火盛为邪，而遍及本经也。又值二火司天，则心将自焚而神乱，故谵妄狂乱。至咳喘，息鸣下甚者，金水俱敝，而下元不归也。血溢血泄不已，阴伤尽矣。此太过之病也。

若火不及，则火不能施化，少阴标病郁于经络，故于经所行之处皆病。此寒乃大行，阴邪入而营脉伤也。郁冒蒙昧者，寒湿之气冒明也。心主言，故暴喑也。夫心为太阳，而主诸阳之气。今寒淫病火，则并以纳于寒水者，生阳亦虚，故屈伸不能，髋髀如别也。然至寒淫所胜，则寒临于上，而内阳居中，所谓凡伤于寒则为病热。寒热更胜，是以痈疡、呕血、衄衄、腹痛，乃阳热中盛之症。心痛、眩仆、面赤目黄、色炱③、善噫，乃寒凌心火，逼其火热上炎，此水火寒热交争，而神门脉绝，心气灭矣。所谓郁者，火不发，将内盛，病少气、疮疡、

① 天符：运气学术语。指通主一年的中运之气与司天之气相符合的年份。

② 赫曦：炎暑炽盛。

③ 炱（tāi 苔）：煤黑色。

壅肿、胁腹胸背面首四支䐜膹、胪胀①、痱、呕逆、瘛疭、骨痛节，乃有动皆火，内实蕴隆而外不得宣，故每见愤盈②之症，伤于经及筋，故所过所动如此也。若注下、温疟，火奔迫故注下，与少阳搏则温疟。腹中暴痛、血溢流注、精液乃少、目赤心热，甚则瞀闷懊侬、善暴死，则伤阴之尽，自焚之患，并伤五内矣。此郁与火不足之虚异状也。

“病机”曰：诸痛疮疡，皆属于心；诸热瞀闷，诸躁狂越，皆属于火③。此即火有余、火郁之症。诸病胕肿，疼酸惊骇，诸禁鼓栗，如丧神守，此即不足，寒气内乘之证。要皆以火之有余，或郁与不足受乘之至，故皆谓属火也。刘守真见属火属热诸条，皆以有余释之，岂知病情者哉？

太阴岁气病疏

太阴当溽暑，六阳正盛，而曰太阴，何也？天道阴阳分治，时至夏至，乾之六阳已极，而坤气见，故一阴生。一阴之所以生，赖坤之全体也。然其时溽暑烦蒸，地气溢满，故能大雨时行而滋物，所以谓之湿土。湿土为坤之全气，而居于西南，故正位季夏，司天则丑未主之。上为湿土，下为太阴，标本一同，唯湿之化乘于脾，故太阴所至则湿重，积为不运，为积饮、痞、膈蓄满中、霍乱吐下，为重、胕肿。及其太过，则濡积并蓄，皆脾气壅而不运。土壅必克水，故其脏脾肾，其病腹满，四支不举。脾主四肢，壅而不行，故不举也。

是以土运大过之岁，肾水受邪，民病腹痛，清厥，意不乐，

---

① 胪胀：腹胀。
② 愤盈：积满、满胀。
③ 诸痛疮疡……皆属于火：语出《素问·至真要大论》。

体重烦冤，此水土相汩①，湿甚灭火之证也。甚则肌肉萎，足痿不收，行善瘛，脚下痛，土湿伤肉，并伤于筋也。饮食中满，食减，燥则易化，湿则不化也。至其变生得位②，则腹满，溏泄肠鸣，反下甚③，三焦土满，湿火不扬，故内蕴而证如是也。此皆虽伤脾肾，然湿在中宫，至湿淫所胜，则微有异焉。湿胜则湿之浸淫，遍及则所及亦病，故病胕肿、骨痛、阴痹，骨痛阴痹，湿伤血矣。腰膝头项痛，时眩，浸淫之至，木令不行，气与火两壅也。大便难，前云溏，此云难，以肺气阴绝，不得治节大肠也。阴器不用，阴藏精而起亟，湿伤阴不能起亟④，故不用也。饥不欲食，为胃有余而浮火壅。咳唾则有血，为心火郁而刑肺也。心如悬，并伤心之阴矣。此伤肾之至，与肾始受邪微有别耳。

若夫土之不及，风乃大行，民病飧泄、霍乱、体重、腹痛。风能胜湿，宜无飧泄、霍乱。然土气为木所克制，独风行其间⑤，又善行数变，脾气有不及运者矣。筋骨繇复⑥，肌肉润酸，善怒，风气专行而燥，脾之散精皆所不及，不及并不能养肝，故善怒矣。乃夫土郁则病心，腹胀肠鸣而为数后⑦，土壅而陷，下气不伸也。甚则心痛胁䐜，呕吐，土壅而

---

① 汩（gǔ 股）：混乱。

② 变生得位：指土运岁气盛，湿气充斥为患。《类经》卷二十四《运气类·五运太过不及下应民病上应五星德化政令灾变异候》："土无定位，凡在四季中土邪为变，即其得位之时也。"

③ 反下甚：指泄泻不止。

④ 不能起亟：原作"起不能亟"，据文义乙正。

⑤ 独风行其间：原作"独风行其其间"，一"其"字当为衍文，据文义删。

⑥ 繇复：吴昆注："繇复，动摇反复也。"

⑦ 后：解大便。

逆上，气不得下也。霍乱，饮发注下①，胕肿身重，则土之郁也深矣。司天在泉，为主为客，观之有余不足，为淫为郁，而理尽矣。

"病机"曰：诸湿肿满，皆属于脾；诸痉项强，皆属于湿②。夫肿满属太过与郁则诚然矣。若痉一证，有出于少阴阴虚者，有起于阳明火劫者。今属太阴之湿壅而为痉，是太阳寒水所乘，与厥阴风木所胜于丑未之岁，土不堪水与木，故有是症。此特从运气言之也，然不可例③少阴阳明之痉矣。

少阳岁气病疏

相火当乎巳午，巳为五阳，午为六阳，此太阳之正候，所以主夏令者也。所以为少阳者，其时虽六阳出地，而未极乎上，故犹曰少阳，非以春生之少阳为少阳也。司天则本寅申，火长生于寅，而六阳极于申，此专以暑热从事者也。

暑热为本，少阳为标。少阳所至为嚏、呕、疮疡、惊躁、瞀昧暴病、喉痹、耳鸣、呕涌暴注、瞤瘛暴死，暑热所乘暴速，故其为病暴烈，亦以其无阴也。暑乘所胜，则与人阳明胃为应，故热客于胃，烦心、心痛、目赤、欲呕、呕酸、善饥、耳痛、溺赤、善惊谵妄、暴热消铄、少腹痛、下沃赤白④。夫热客于胃，上蒸于心，故烦心、心痛；少阳标在胆，起目锐眦，故目赤；欲呕、呕酸，胆亦热也；胃强，故善饥；少阳脉入耳，故耳痛；阳明热侵淫水道，故溺赤；阳明当心部，又暑入心，故使心惊而谵妄；暴热消铄者，溽暑使然也；少腹痛、下沃赤白，

---

① 饮发注下：指痰饮、水泻。
② 诸湿肿满……皆属于湿：语出《素问·至真要大论》。
③ 例：类列。
④ 下沃赤白：便下赤白黏冻。

二肠络为阳明太阳，故俱受暑也。

若相火在下而不升，必内乘三焦，而伤血分，民病注泄赤白、少腹痛、溺赤，甚则血便。血便者，即今所谓时行痢也。血便有痢纯血与尿血之证，皆病在中下二焦，而内伤血分使然也。此所谓在泉也。

大概热淫所胜，虽肺金受病，而胸中烦热血干、右胠满、血泄、溺色变、腹大满等症，实阳明三焦病，又不止血溢、鼽嚏、皮肤痛、寒热喘咳等，为伤肺也。惟其暴速，故其病主掉眩、惊骇、上热、郁、血溢血泄、心痛，而乘于土金水，则又体重、胕肿、痞、饮病、肩背胸中寒、浮肿。是以“病机”曰：诸腹胀大，皆属于热；诸病有声，鼓之如鼓，皆属于热；诸转反戾，水液浑浊，皆属于热；诸呕吐酸，暴注下迫，皆属于热①。由是观之，诸腹胀大，声如鼓，火乘阳明也；诸转反戾，水液浑浊，火乘少阳太阳也；诸呕吐酸，奔迫下注，火乘三焦也。

盖相火外发，则丹疹丹熛、疮疡、喉痹、嗌肿、瞤瘛暴死，内淫则腹胀如鼓、水液浑浊、诸呕吐酸、暴迫下注，皆火之奔迫，而正气不得行也。然此等症为遇相火所临，水运所厄，故有如是。若非司天非值年而概有是证者，又系之内伤脏腑相乘，不可不察也。盖腹胀，有寒有热；反转戾，有肝寒筋急；水液浑浊，有气化不及州都，或由相火之衰。大约相火之部病，初非一定法于热也，故此诸条，岐伯特发明运气司天使然耳，可不察而蹈粗工之失也？

---

① 诸腹胀大……皆属于热：语出《素问·至真要大论》。

阳明岁气病疏

燥金秋令属处暑后寒露前，乃其上为阳明者，前此湿土溽蒸埃昏①，阳而不明，至处暑则气收物敛，阳气已高，天晶地明，故曰阳明，非在人之两阳合明于胃之阳明也。胃应相火，旺于巳午，故曰阳明者，午也。在主令司天，则为燥金，属七八月；在人属肺，故肺主秋令也。燥金者，生于湿土母腹，至此则出三庚伏后，凉风至而揫敛②成，故曰燥金。

司天则标本同气，在人则以手太阴肺应之。故阳明所至，为浮虚浮灵者，金气过敛，阴荣不副③，外伤表气，故虚浮④也；为鼽，尻、阴、股、膝、腨、胻、足病，肺主鼽，燥伤肾，故尻、阴、股、膝等病；为胁痛、皴揭⑤，燥伤肝，故胁痛，自病皮毛甲错，而皴揭，皆燥病也；金寒而肃敛，故鼽嚏。以燥胜则干，故诸病起也。是以岁金太过，邪伤肝木，民病两胁下少腹痛，目赤眦疡，耳无闻，木无能舒，气敛不荣，反生火就燥，劫其本气，故见诸证，甚则体重烦冤。体重者，肃杀而甚无生动之气也；烦冤，肝气逆而不舒也。本《经》曰：肾虚脾虚肝虚，皆令人体重烦冤⑥。又，肝不及，令人胸痛引背，两胁满痛引少腹⑦。上言两胁下少腹痛者，病肝脏之气也；下复言两胁满且痛引少腹者，病肝脏之经也。

---

① 埃昏：指土湿之气聚合而形成昏暗浓云。《素问·气交变大论》："夏有惨凄凝冽之胜，则不时有埃昏大雨之复。"

② 揫（jiū 纠）敛：收敛。

③ 副：相配。

④ 虚浮：皮肤虚肿的病症。王冰注："薄肿，按之复起也。"

⑤ 皴（cūn）揭：肌肤干裂起皱折的病症。

⑥ 肾虚……体重烦冤：语见《素问·示从容论》。

⑦ 肝不及……痛引少腹：语出《素问·玉机真脏论》。

盖脏气外应运气，故所感先病脏气，而后及经脉，诸脏皆然，与四时感冒，猝然先皮毛，而次入经脉者不同也。甚则喘咳，逆气肃杀太甚，则金气自虚，而火气来复也。肩背痛，尻、阴、股、膝、髀、腨、胻皆病，金气虚其经，而又下及所生之水脏也。金收木生，今收气峻而生气伏，则病暴痛胠胁，不可反侧，肝胆病也。

至夫燥淫所胜，筋骨内变，民病左胠胁痛，伤肝甚也；寒清于中，感而成疟，金木相搏，寒热格拒，故成疟也；咳、腹中鸣、注泄鹜溏，咳为肺家自伤，肺气挚隘，中焦不治，而腹鸣也；注泄鹜溏，寒清过甚，伤中也。心胁暴痛，不可反侧，木干火抑，火木俱损，故暴痛不可反侧者也。嗌干面尘①，燥伤廉泉，故干；血不华色，故尘也。腰痛、癫疝，肝感寒清，而下蕴结也。目昧②、眦疡、疮痤，皆木郁而火遏于经也。盖阳和者，物之生；挚敛者，物之死。金燥过，则肺、心、脾、胃皆病，不止肝病矣。

若金不及而火乘之，又民病肩背瞀重③，鼽嚏。肩背瞀重由肺气之失位，鼽嚏之来，寒乘则见，热乘亦见也。血便注下，火伤二肠，金化不能及也。乃金郁，咳逆，胁满引小腹，善暴痛不可反侧，皆肺气自壅。满引小腹者，脉气不行于下也；痛不可反侧，木气不达也。嗌干、面尘、色恶，皆燥胜则干。

“病机”曰：诸气膹郁，皆属于肺④。膹郁若咳喘鸣，仰息，胸胁痛支，满引少腹之类，诸气则诸经之气也。又曰：诸

---

① 面尘：面色无华，如蒙灰土状。
② 目昧：视物不清。《说文解字》：“昧，目不明也。”
③ 瞀重：闷乱沉重。
④ 诸气膹郁皆属于肺：语见《素问·至真要大论》。

痿喘呕，皆属于上[①]。金燥其荣伤筋，故痿属肺，上焦郁而不通，故喘且呕。唯肺气不行，故胃气乃逆，所以属上也。

金燥之令大概如此，司天与此略同，而主客乘除，皆可察矣。

太阳岁气病疏

寒水主令，在立冬后冬至前，于时为六阴，故为寒水。太阳为之上者，比时[②]阳退而在上，为卦之剥[③]，老阳在上一画，其下五阴，故太阳之下为寒水也。寒水，冬之正令，在人唯足少阴肾得以应之。而太阳反纳膀胱者，膀胱与肾表里，同主寒水，故太阳以阳从阳，而纳膀胱也。虽纳膀胱，而主令以少阴为主，故太阳为标，寒水为本，本寒而标热，本胜而标不胜。

是以太阳所至，为屈伸不利、腰痛、寝汗、痉、流泄禁止[④]。屈伸不利，寒病在骨也；腰痛，肾寒也；寝汗，寒水凌而心气微，汗不收于阴也；痉病，支体强直，筋急反戾，肾虚而寒凝相袭也；三焦寒不化为流泄，阴凝结阳不化，能使二便不通，又为禁止也，其病即所谓阴结。

夫水太过，其动漂泄沃涌；水不及，其病痿厥坚下，即所谓禁止，从土化也。其为岁水太过，邪害心火，民病身热烦、心躁悸、阴厥、上下中寒、谵妄、心痛。其为身热者，以寒气上乘，迫其火气外炎，故身热烦，心躁悸。水气凌心，火抑而内寇也。

---

① 诸痿喘呕皆属于上：语见《素问·至真要大论》。

② 比时：当时。

③ 卦之剥：即剥卦。周易六十四卦中第二十三卦为山地剥卦，有阴气浸长，阳气被削剥殆尽之象。

④ 流泄禁止：流泄，大小便失禁；禁止，大小便不通。

阴气寒甚，故厥逆于上。上下中寒者，三焦之火衰也。谵妄，心失其居而不宁，故谵妄也。甚则水淫而自伤，为腹大、胫肿，此寒湿交流，水汩土也。喘咳，寒搏于肺。寝汗出、憎风，卫阳衰而营不守也。上临太阳，则两寒并至，腹满、肠鸣溏泄、食不化，所谓漂泄沃涌也。渴而妄冒膻中，心愤盈也。乃夫寒淫所胜，则流祸及远。盖太阳为诸阳之首，即君火之阳也。今从在下之寒水，寒气反从上而至，是上下皆寒，而太阳运居于中，是内阳居中，正所谓凡伤于寒，则其为病热①者也。寒热更胜，是以血变于中，发为痈疡、厥心痛、呕血、血泄、鼽衄、善悲、时眩仆运，斯阳热中盛之证。胸腹满、手热肘挛，寒乘于中而不运，格于外而不荣也。冲心澹澹大动，寒水作逆，并胸胁胃脘不安也。面赤，六阳格而不下；目黄，脾土湿而不升也。善噫，心气不昌；嗌干，气不上潮；色炱、渴而欲饮，皆病本逼心之故。其中虽有与心同病者，然皆心火抑而失职使然矣。

至水不足，则湿乃大行，又民病腹满身重、濡泄、寒疡流水。寒疡者，阴疽也，阴不成脓故流水。腰股痛发，腘腨股膝不便，烦冤，足痿清厥，脚下痛，正所谓痿厥坚下，甚则胕肿，水汩土也。乃水郁则不然，水潴而不流通，则上下三焦、筋骨皆水气为患而胜火，故善病寒厥心痛，腰椎痛，大关节不利，屈伸不便，善厥逆，痞坚腹满。夫动转归火，今火失其居，故病若此。"病机"曰：诸寒收引，皆属于肾；诸病水液，澄澈清冷，皆属于寒②。诸寒收引已见前矣。澄澈清冷，此三焦无火，不能摄水也。又曰：诸厥固泄，皆属于下③。《经》曰：少阴不

① 凡伤于寒则其为病热：语出《伤寒论·伤寒例》。
② 诸寒收引……皆属于寒：语出《素问·至真要大论》。
③ 诸厥固泄皆属于下：语见《素问·至真要大论》。

至，则厥阴结下焦为固[①]。寒伤土湿为泄，皆自下焦肾气为之，故曰皆属于下也。

奇恒病论

黄帝问曰：余闻揆度奇恒，所指不同。岐伯对曰：揆度者，度病之浅深也；奇恒者，主奇病也[②]。夫恒之道，胃气五脏，各得其所，上顺天时，内调荣卫，故神转不回。转，流动也；回，逆曲也。回则不转，乃失其机，于是脏腑转逆，克制凌犯，神机之运用失矣。失则不循恒道，有非恒道，所可得而揆度也。于是岐伯又设《奇恒》一门，以度奇病，乃其文六十首，书阙[③]简脱，今可论者，十之二，如《五脏别论》《奇病论》《大奇论》《脉解篇》《气厥论》《腹中论》《逆调论》《病能论》诸篇，俱从运气，脏腑经络而外，拈其病之厥逆错杂，所谓回则不转，乃失其机[④]者也。此开后世内伤杂证之大经大法也，乃为纲领。

其说曰：行奇恒之法，以太阴始[⑤]。夫手太阴为元气之主，足太阴为六经之主，奇病之作，必变于元气神机之失，不失必占于元气，故虽奇病之千变万化，而一以太阴为准为始，此又治奇恒之大宗也。乃《内经》又有拈脏腑本来之奇恒者，此原其所以奇之故也。《经》曰：脑、髓、骨、脉、胆、女子胞，此六者地气之所生也，皆藏于阴而象于地，故藏而不泻，名曰奇

① 少阴不至……为固：语本《素问·脉解》。原文为："少阴不至，厥也。"

② 黄帝问曰……奇病也：语出《素问·玉版论要》。

③ 阙：通"缺"，不完备。汉·司马迁《报任少卿书》："次之又不能拾遗补阙。"

④ 回则不转乃失其机：语见《素问·玉版论要》。

⑤ 行奇恒之法以太阴始：语见《素问·玉版论要》。

恒之府[1]。又曰魄门为五脏使[2]，与前为七。而胆虽属少阳，特曰中精之府。故此七者之有病，其受病不与脏腑之主时者同，是脏腑之一异也。

有出于脏腑之体要之奇恒者。如《腹中论》诸病，外不涉于形身，内不关于脏腑，病在宫城空廓之中，或气或血，或风或热，以至女子妊娠，皆在空腹之中。虽膻中、三焦、督任、五脏之散络皆在，而病止属肝脾，以肝脾为腹中之主故也。此体要之一异也。

有脏腑交加之奇恒者。如《气厥论》寒热之相移，不论顺传逆传，而以气之所之相并为病；《逆调论》寒热阴阳之所相胜而为病；《调经论》表里上下，阴阳气血之相并，互相胜负而为病。夫阴阳气血寒热之相并相胜，不系四时，不缘感召，发有所自之病，本来有积渐之恒致，迨[3]病至而相胜相并，此实内伤不足之所由，所以异于恒等也。是病源之一异也。

又有脏腑颇僻[4]之奇恒者。如《大奇论》，脏腑脉各见，颇僻而成病，有肿满、偏枯、痫瘛、风水、肠澼之证，而皆非脏腑主时之恒，病则厥逆之，由来既久，必须揆度脉气病由，而治之有别。是又痼疾之一异也。

又有六气之错出，互为体用之奇恒者。如《脉解》篇，太阳主寅，少阳主戌，厥阴主辰，太阴主子。又云：四月五月，人气在头；八月九月，人气在心[5]。原其然者，人身恒常之气，

---

① 脑髓骨……奇恒之府：语见《素问·五脏别论》。

② 魄门为五脏使：语见《素问·五脏别论》。

③ 迨（dài 代）：等到。

④ 颇僻：邪侫不正。

⑤ 太阳主寅……人气在心：语本《素问·诊要经终论》。

由下而上，由上而下，故正月人气在肝，而三阳初出于寅，故太阳主寅。厥阴木火主气，故厥阴为辰。九月人气在心者，以气由肺而下，始次至心少阳，为心表为相火，故亦次心，而主九月戌。太阳为阴中之至阴，十一月阴尽而纯坤见，故太阴主子，此又与本经三月四月人气在脾者不同。凡阴阳乘除，每各一道，并行不悖，俱非恒道，而要不可背之为道。是又阴阳之一异也。

又有八奇经①见病之奇恒者，如《刺腰篇》②，十二经皆有腰痛，盖以带脉为诸经之钤束③故也。若阴阳两跷，出阳入阴，出阴入阳，而机关于目。阴阳二维，别为部于阴阳之会，而主持内外。冲督任脉，一源而三歧，而各统阴阳之海，所得病既非十二经之恒常，而十二经与之病焉。又奇道之一异也。

故人之一身，其为阴阳、脏腑、五行，恒转而神机攸序④。乃既有前七者脏腑之孤阴，不伦⑤于恒等，有部位之关要，不涉于众流，又有病源之乘，痼疾之积，阴阳错出之异，奇病为病之别。苟非揆度，执之恒理，而不求其所由然，安能使神机之转而不回耶？

冲病论

冲脉为病，逆气而里急⑥。上冲作躁热，咳唾，手足厥逆。气从少腹上冲胸咽，面翕然热如醉，下流阴股，小便难持。暑月病甚，则

---

① 八奇经：指任、督、冲、带、阴维、阳维、阴跷、阳跷等奇经八脉。

② 刺腰篇：即《素问》中的《刺腰痛》篇。

③ 钤（qián 前）束：管束、约束。

④ 攸序：有序。攸，乃也。

⑤ 不伦：超凡脱俗。

⑥ 冲脉为病逆气而里急：语见《素问·骨空论》。

传肾肝，为痿厥、四肢如火或如冰、心烦①。寒气客脉，不通气，因喘动应手，起关元，随腹直上②，疝瘕，遗溺，胁支满烦，女子绝孕，动气在上下左右，不可发汗与下③。

冲脉病凡数条，散见诸篇及仲景书。合而观之，冲脉既为十二经之海，而下为血海，又与督脉为十二经之道路，及与任脉、阳明会于气街，则举一身，督任二脉皆冲也。要其主血海，是以为先天精气之主，能上灌诸阳，下渗诸阴，以至足跗，故其治常在血海。惟其阴阳和调而精气充足，则阳和之精升运于一身之间，而稍有不调，即根本不茂，必逆而上僭④。其为上僭，有二阴不足者，火逆。火逆则咳唾躁热，上抢心，眩仆，四肢如火，心烦，恍惚，狂痴。阳不足者，寒逆。寒逆则少腹痛，中满暴胀，瘕疝，遗溺，胁支满烦，女子绝孕。脉之来，若火逆，则阴阳俱盛，两手脉浮⑤之俱有阳，沉之俱有阴。寒逆则脉来中央实坚，径至关，尺寸俱牢，直上直下，证见胸中寒疝⑥。大约皆冲之病，则见此等脉也。而仲景云：动气在左右上下，俱不可发汗与下⑦。发汗与下，右则犯肺，于上则气燥而逆，故衄渴苦烦，气隔，饮水即吐；于下则精竭而不下，

---

① 上冲作躁热……心烦：语本李时珍《奇经八脉考·冲脉为病》。

② 寒气客脉……随腹直上：语本《素问·举痛论》。原文为："寒气客于冲脉，冲脉起于关元，随腹直上。寒气客则脉不通，脉不通则气因之，故喘动应手。"

③ 疝瘕……发汗与下：语本王叔和《脉经》卷二《平奇经八脉病》。

④ 上僭（jiàn 渐）：上逆。僭，原作"偕"，误，据裘本改。僭，超越本分。

⑤ 浮：原无，据裘本补。

⑥ 胸中寒疝：指胸中寒气搏结引起的疼痛。《说文解字》："疝，腹痛也。"《释名》："心痛曰疝。"

⑦ 动气在……发汗与下：语本《伤寒论》之《辨不可发汗病脉并治》及《辨不可下病脉并治》。

故头眩，咽燥鼻干，心悸。左则犯肝，于上则伤血，而引肝上逆，故头眩，筋惕肉瞤，难治；于下则伤气，腹里拘急不止，动气反剧，虽有热而欲卷①。上则犯心，汗之则气上冲在心端；下之则掌握热烦，汗泄，欲水自灌。盖汗下则心液泄，故如是也。下则犯肾，故发汗而寒，起且无汗，大烦，骨节疼，头痛目晕，恶寒吐谷，太阳虚也；下之而气竭，上下两隔，则腹满，卒起头眩，清谷②，心下痞坚，亦少阴气不足且厥也。

所以然者，冲治血海，治在脐之左右上下。大约冲气逆则阴精虚，阴精虚则阳气竭，其可发汗与下乎？然其气起少阴，发于厥阴，若三阴之开阖失职，则本源之真水真火两虚，而为患种种，必犯于冲，则又不止痿厥二证为冲之致然矣。

任病论

任脉为病，男子内结七疝，女子带下瘕聚③。脉来寸口紧细，实长至关者，任脉也。动苦少腹绕脐下引横骨，阴中切痛。又苦腹中有气，如指上抢心，不得俯仰拘急④。

任脉为阴脉之海，起于会阴上中极，而同足厥阴、太阴、少阴并行，循关元，历石门、气海而会足少阳、冲脉于阴交，历建里而会手太阳、少阳、足阳明于中脘。以上喉咙，会阴维于天突、廉泉，至目下之中央承泣而终。其脉之起，真阴也，地道也。然地道之能通，必由天气之下降。故天癸者，天之元气，降而为精气，以充于地，而后真阴生。真阴充，然后地道

---

① 卷：倦困。

② 清谷：指水样泻，即飧泄。

③ 任脉为病……瘕聚：语见《素问·骨空论》。

④ 脉来……俯仰拘急：语出《脉经》卷二《平奇经八脉病》。

通，于是太冲脉盛，而月事以时下。若任脉虚，太冲脉衰，天癸竭，而地道不通，故形坏而无子，由此也。然阴在内，虽为阳之守，而真阴最难充满，必由谷神之充满，年岁之俟至①，然后天元坚定，所谓天癸至而地道始通也。是以真阴必由于真阳。及四十而阴气自半，则阳之盛极而衰，为阴所袭，故曰阴气自半。盖此之阴是穷阴，而非真阴矣。此虽真阴衰，实真阳衰也。要之任脉之为病，病在阴中无阳，故男子内结七疝，女子带下瘕聚，此为结阴，故症如是。若夫脉来紧细，实长至关者，所谓阴气之袭也，故病动苦少腹绕脐下，阴中切痛，又苦腹中有气，如指上抢心，拘急不得俯仰，此虽为无阴之症，实为无阳之证。盖使阴中有真阳，则真阴充满和顺，而得上会三阴三阳，而至于两目之间矣。

二维病论

阳维为病，苦寒热；阴维为病，苦心痛。阴阳不能相维则怅然失志，溶溶不能自收②。阳维动苦肌肉痹③痒、皮肤痛、下部不仁、汗出而寒，又苦颠仆羊鸣、手足相引，甚者失音，不能言。阴维动苦颠痫僵仆，羊鸣失音，肌肉痹痒，应时自发，汗出恶风，身洗洗然④。阳维脉浮，暂起目眩，阳盛实者，苦肩息洒洒如寒。阴维脉沉大而实者，苦胸中痛，胁下支满。心痛，其脉如贯珠者，男子两胁下实，女子阴中痛，如有疮状⑤。

阳维维于诸阳。其所谓维者，起于诸阳之交，发于足太阳

---

① 俟（sì 寺）至：等待到达。

② 阳维为病……自收：语出《难经》第二十九难。

③ 痹：原作“痺”，误，据裘本改。

④ 阳维动……身洗洗然：语本《脉经》卷十《手检图二十一部》。洗洗然，出汗貌。

⑤ 阳维脉浮……有疮状：语见《脉经》卷二《平奇经八脉病》。

之金门，而与手足少阳、阳明会于阳白。阴维维于诸阴。起于诸阴之交，发于足少阴之筑宾，上至顶前而终。是二维者，虽有经络之别，而实为阴阳之盛气所持。

盖阳莫盛于太阳，是以能维持诸阳；阴莫盛于少阴，是以能维持诸阴。故二维之盛，其盛不在络，而在气。二维之病，虽在络，而实在气。唯本阳本阴有衰耗之气，必能总见于诸阳诸阴。是以阳维为病，必太阳衰于下，而失升腾之和气，是以先见少阳，故苦寒热。阴维为病，必少阴竭于里，而见穷阴之厥逆，故苦心痛。若阴阳不能相维，是谓阴阳两虚。其证心肾不交，水火两乖，神明无所主，故怅然失志，溶溶不能自收，以水火散涣，无相养之道也。又阳维苦肌肉痹痒者，阳衰则卫不行而气滞，气滞则阳不能率先，而阴行迟，故痹痒，又令人身如虫行。如是则阳不能摄而阴独滞，故皮肤痛。阳衰于本起，故下部不仁，并汗出而寒。此阳之不固不至，荣亦不行，是以阴袭之也。他若颠仆羊鸣、手足相引者，阳去，经络凝涩，停湿在经而为疾。异时阴袭之，则经阻而筋掣，故迫而相引。又阻其气道，是以声隘而不能发，若羊鸣也。使①阳能维，奚有是乎？

若阴维之不维，是阴已不副阳，而不能为阳守，则阳离而不入阴，重阴充塞隧道，九窍皆沉，故亦病癫痫、僵仆羊鸣，或失音也。若肌肉痹痒，汗出恶风，则若稍轻于前证，要亦荣虚无阳而畏寒，卫亦不能为之卫耳。故阴维之虚为阴虚，实无阳之虚也，亦少异于阳维矣。

① 使：假如。

带病论

腹满，腰溶溶如坐水中①。妇人小腹痛，里急后重，瘛疭，月事不调，赤白带下②。左右绕脐，腰脊痛，冲阴腹③。

《内经》云：身半以上天气主之，身半以下地气主之，中为天枢④。天枢在气交之分，毋论一身二十七气之上下流行于此焉，关锁⑤而又必有气焉。以坚持而整束之，以牢持于上下之间，是以能聚而为强力，故人之力出于膂。膂在季胁之下，正所谓带脉也。故冲任二脉传于气街，属于带脉，而络于督脉、太冲之脉，所以能上养心肺者，亦赖之于带脉之持之矣。

乃带之为病，其证皆下而不上者，下之肾肝虚，而真阴不荣。上为心脾之郁，气不上下行而不运，于是停湿为热，而下注于小肠血海之间，则病作矣。故亦白带者，上为心脾郁抑，下为肾肝阴虚，邪热留连，为滞淫之病也。腹满者，中分之不运。腰溶溶如坐水中者，阴阳两虚，中分弱而力不能镇定也。左右绕脐，腰脊痛，冲阴⑥腹者，阴气袭于下也。阳不能胜而不能固守于天枢，是以阴得而袭之，为厥逆之事也。

---

① 腹满腰溶溶如坐水中：语出《难经》第二十九难。原文为："腹满，腰溶溶若坐水中。"

② 妇人小腹痛……带下：语见李时珍《奇经八脉考·带脉为病》引《黄帝明堂经》带脉、五枢两穴文字。

③ 左右绕脐……冲阴腹：语见《脉经》卷二《平奇经八脉病》。

④ 身半以上……天枢：语本《素问·至真要大论》。原文为："身半以上，其气三矣，天之分也，天气主之；身半以下，其气三矣，地之分也，地气主之。以名命气，以气命处，而言其病。半，所谓天枢也。"以，原作"已"，据《素问》原文改。

⑤ 关锁：关键。

⑥ 阴：原作"心"，据《脉经》原文改。

盖键束关锁，机关全在于带。苟带不能自持其气，其证皆陷下而不上矣。治之有标有本，其升降补泻，求其本而治之耳。

天道部

天地阴阳大论运气五六说①

或问于余曰：轩岐述天地之道，明阴阳之本，终以三合为治。帝臣若鬼臾区犹曰上候而已，未能明其事也。唯岐伯首出六臣，而六臣之材，各有所长。今二千年来，学者如众盲摸象②，纷纷以运气治病，卒无一验，而粗心守陋之俦③，谓此且寘④庋阁⑤，略无省思，不知乾坤鼓铸万类，人在气交，如鱼在水，民知所生，而不知所以生，谁非生物而能出变化之外。今子沉潜《内经》，发愤而欲明之，其于造物生天、生地、生人、生物之本，不可挈其要领，而为后学一明之乎？

余曰：唯唯。余非能越前人而明之也。然轩岐立说，厥有根本。《经》文曰：其生五，其气三。三而成天，三而成地，三而成人。三而三之，合为九气⑥。九气具，而天地人三才之体用具见矣。夫所谓其生五者，合天地人万类，皆生于五行之气也。乃不曰其气五，而曰其气三，则所谓一阴一阳之谓道，以一阴一阳而运行之，鼓舞之。其间阴阳各一，而所以能运行鼓

---

① 运气五六说：裘本无此五字。

② 众盲摸象：成语，出《大般涅盘经》第三十二，比喻看问题以偏概全。

③ 俦（chóu 酬）：同类，辈。

④ 寘（zhì 至）：放置。

⑤ 庋（guǐ 癸）阁：搁置器物的架子。庋，搁置、放置。

⑥ 其生五……合为九气：语见《素问·六节藏象论》。

舞者，则又有一也。此一合二以成三，而始布五行于阴阳刚柔之间，人在气交而两受之，此所以三而成天，三而成地，三而成人也。三才既立，五常备行，而天地人之体用遂分。于是有之为合，又有之为分，有之为定体，有之为参互，又有之为补救，此阴阳之通体，天地之常经也。

立天之道，曰阴与阳，则日月四时运行不息，此其大运也。而又有阴持者，复列五运，首土以持岁功，本六元于司天，以正六次，于以主时、主岁、主次，各不同也。此天之分用也。立地之道，曰柔与刚，则山川水土，五方阴阳各奠，此其定体也。而又有其迁次者，三阴三阳，各以司年，奉六元司天在泉，各以上下正气，本于以纪方、纪步、纪岁，各不同也。此地之分用也。由是而天地之气必三合为用矣。然其间气化分行，其体则奠定而不移，其事则博济而不杂，其神则妙用而无方，其道则循环而补救。求之本然，阴阳之气，有所为各，正而不相凌躐者，如大气之举，风寒在下，燥热居上，湿气居中，火游行于其间。是以少阴厥阴在下，太阳阳明在上，太阴居中，少阳通乎上下，于人禀之为体，亦犹是也。此虽六气交互布濩[1]之相输，而上中下之定位不渝[2]也。

又有夹辅而行，参伍为用者，少阳之上，火气治之，中见厥阴；阳明之上，燥气治之，中见太阴[3]之类。原其然者，三阳皆起于三阴，阳之起阴，亦从而见。少阳起于厥阴，乃中见厥阴；阳明起于太阴，乃中见太阴。以其根柢所在，恒相比而不离，故参伍以为用也。又有亢害承制者，相火之下，水气治

---

① 布濩（hù 户）：散布。

② 渝：改变。

③ 少阳之上……中见太阴：语见《素问·六微旨大论》。

之；水位之下，土气承之①。六者皆有承制，阴为循环相救，以消弭其亢甚，而不至于毁裂，此则三合之内。三合之外，又有妙如此者，无非其气三之为用，鼓舞运行于天地人之间，是天地造物之根，而皆非人之所能为也。

盖天地之气，无不有分，既万类各领之，以为元始，而有分物无分气，总于太极之一元。亦无不有合，皆共合为大生之根本，而又有分气无分物，共为万殊之一致。于其不分而能分，能分而不分，天地之本，阴阳之朕②，可不静参而悟乎？

其气三论

天地阴阳，一气而已。自太虚而有太乙之生气，由其动静以为阴阳，遂有昼夜寒暑之分，于时运行，有温热凉寒中气之别，于以生物具为五行，是五行之生者，不离阴阳之一气也。而经曰其气三③，且曰三而成天，三而成地，三而成人④。是三气者，天地人之本始也。后学未知其所谓，请得而论之。

《易》曰：一阴一阳之谓道。夫太极无形，倏⑤而为有。其倏而为有者，其气也。故太虚者生气，气动而为阳，其不动者为静为阴，动与不动相薄⑥，而为阴阳之用。然而道生于此，一阴一阳，阖辟无已，循环鼓舞，而终始之。此一阴一

---

① 相火之下……土气承之：语出《素问·六微旨大论》。“水气治之”，《素问》原文作“水气承之”。

② 朕（zhèn 振）：征兆。

③ 其气三：语见《素问·六节藏象论》。

④ 三而成天……三而成人：语见《素问·六节藏象论》。

⑤ 倏（shū 书）：疾速。

⑥ 薄：通“搏”。《淮南子·兵略》：“击之若雷，薄之若风。”

阳者，非各一之一，乃道之妙用，合一之一也。然既合一，又复各一，则是中本一而已，有三气存乎其间矣。动与静，各而能动静，又有一阴与阳分，而一阴复一阳，又有一。由此观之，太乙之所施生，造物之所鼓铸，必待三而后成物。故气不得三，则无以布行于五，而五之为五，非得三又不能各致夫一也。三者，一之用也；五者，三之成也。故三而成天，立天之道，曰阴与阳，天总阴阳，而又积阳以自刚也。三而成地，立地之道，曰柔与刚，地致刚柔，而又积阴以自奠也。三而成人，人之成，本气交，则禀天之阳动为气，本地之阴静为精，而有神存乎其间，以立性基，故立人之道曰仁与义，此为性言之也。其实有命而后有性，命则精气神三者合而不离也。此所谓三而成人也。

盖以太极用此三气生之五行，而五行之生又莫不各用三气。予就人之五脏言之：心为太阳，而主血脉，是合阴阳而自为阳也；肾为太阴，而涵命门①真火，是合水火而本为阴也；肺主治节，而水出高源，是合金木水以行气也；肝为血海，而生一阳，以升太冲，是水木火而总于厥阴也；脾上承火而下涵水，以奠乎中，使火腐熟，使水滋灌，土以归藏，是合水火土而为土养四脏也。

以世界论，瞿昙②所云：空昧成摇，兹有风轮。动摇不息，忽生坚碍，故有金轮。风金相触，于中生火，摇明风出，风金相摩，故有火光。宝明生润，火光上蒸，故有水轮。火腾水降，交发立坚，湿为巨海，干为洲泽，水势劣火，结为高山。山石

① 命门：原作“金门”，据袠本改。

② 瞿昙：即释迦牟尼。

击则成焰，融则成水，土势劣水，抽为草木，故林薮遇烧成土，因绞成水①。是以阴阳之致，相待为用；阴阳之根，互藏其宅。故五行之变化，皆非一气偏至所成，必以参合而成之。凡其所参合，始于合两。合之两非两，是两又有一也。盖一有偏至，而合三则无偏至；一无鼓动，而合三则能鼓动。人徒知为三，且不知合三而后致夫一也。亦知生于一耳，不知用三而后全夫生也。自轩岐指出三气，而造化之妙用自一而三，自三而五。故三五与一，太上之玄阃②，养生之奥关。又曰：知其一，万事毕矣。

六节五制生五论

天以六为节，地以五为制，其生五③。

河图之数五十五，而总其数为天五地六，分其数为天五地五。天五，一三五七九，五奇也；地五，二四六八十，五耦④也。奇以五乘五，五五二十五；耦以六乘五，五六三十。此所以天五地六也。

然而阴阳交互，气生相乘，则天气反以六，地气反以五，此六节五制之旨，轩岐所述也，而能参合于《易》之义，何则？两仪既奠而后，天以阳而化气，气本无质，凡六合无形化气之阴阳，皆本于天气。地居其阴而成质，阴始成形，凡六合有形成质之阴阳，皆本于地气。所谓五者，生、长、化、收、藏，而成木、火、土、金、水是也。所谓六者，少阳、阳明、太阳、

① 空昧成摇……因绞成水：语本《楞严经》。
② 阃（kùn 困）：门槛。
③ 天以六为节……其生五：语见《素问·天元纪大论》。原文为小字。
④ 耦（ǒu 偶）：通“偶”。偶数，与“奇”相对。《易经·系辞下》：“阳卦奇，阴卦耦。”

厥阴、少阴、太阴，以奉寒、暑、燥、湿、风、火是也。所谓六为节者，天之六元，布行于地，即本地之六位，以分化气，是天以六为节也。所谓五为制者，地以成形，承天之化，即天之五行，以造万类，故成形有万，而不越于五，是地以五为制也。于是天以五而干生，地以六而支生，以五加六，而甲子生。天以五用六，地以六成五，此天施地生之大致，而六节五制之妙义也。

自此而生之五行，五行有本生之理，有制用之道。由其初，天一生水。天一者，静刚之气也。静刚之气为金体，故生水。水之为物，一阳居二阴之间，此由静而动，由阴而阳也。由是成二，乃动而为二，故地二能生火以继之。所以生火者，由其动而之阳也，水火既济，则阳成形矣。形成而条舒为阳，此天三之所生木也。条舒则阳已畅发，而阳复生阴，生阴则坚敛而实矣，此地四之所生金也。然土居中位，成乎四气，而成功位次反居其后，何也？土为万物之母，奉天而不居，故必于四气之既成而后见之也。然土为中宫，为炉鼎①，能先用水火，水火不得，则相射。是以戊己之位，常藏于水火之聚，此坎纳六戊、离纳六己所自来也。是以戊己中宫最尊，布气为生物元始，所谓资生于坤也。以是为南政，居君位，而水火木金四岁气环拱之。以其环拱，故谓北政，如臣面君也。乃其地支辰戌丑未，居四余之偏，兼为四库，以奠定四气，所以终万物成万物，而告成功于物后也。

故天虽以五生，土而常以一居四而首万物。首之者，即首以土运，此万物所以资始也。地以十成终，而恒以二居五而终

---

① 炉鼎：养生术语。指炼丹家用以炼丹制药的器具。

阴阳，此万物之所以资生也。生生之本，制用之道尽矣。

天道六气中见论

帝曰：愿闻天道六六之节盛衰何也？岐伯曰：上下有位，左右有纪。故少阳之右，阳明治之；阳明之右，太阳治之；太阳之右，厥阴治之；厥阴之右，少阴治之；少阴之右，太阴治之。此所谓气之标，盖南面而待动也。少阳之上，火气治之，中见厥阴；阳明之上，燥气治之，中见太阴；太阳之上，寒气治之，中见少阴；厥阴之上，风气治之，中见少阳；少阴之上，热气治之，中见太阳；太阴之上，湿气治之，中见阳明。所谓本也，本之下，中之见也，见之下，气之标也。标本不同，气应异象①。

天以五行降行于地，因用地之三阴三阳，推移治节，而为六位，于是天之五行分之六气。六气者，寒、暑、燥、湿、风、火，为天之六元，南面②而阅③地之六位。六元为本，六位为标。其标本之从，有正对之化，有根源之治，故本标不同，气应异象。所谓不同者，如少阴君火在午，太阴湿土在未，厥阴风木在亥，少阳相火在寅，阳明燥金在酉，太阳寒水在戌。此为旺气，其冲为对化，而三阴三阳又随而上奉之，故本标不同。予于司天以推言之矣。

此章明天地本然之六位。于三阳之定位，则始少阳，中阳明，终太阳。三阳合为初，终而不离。于三阴之定位，则始厥阴，中少阴，终太阴。三阴亦合为初，终而不离。此阴阳之定气也。原其根本，则三阴在北，亥子丑为正位，三阳在东，寅

---

① 帝曰……气应异象：语出《素问·六微旨大论》。原文为小字。标本，《素问》作“本标”。

② 南面：泛指居尊位。

③ 阅：计算事物。

卯辰为正位。然以此气奉天，而历其生长收藏，则其气之承天者，三阴亦在南之阳，故临乎巳午未，三阳亦在西之阴，故加乎申酉戌。凡地之三阴三阳，其气有本有从；天之六元，其化有正有对。于以历十二宫而合之，此所以标本不同，气应异象也。今曰中见者，则于其本气标气之间合而有之，故曰中见。所以节宣本气，而标和参气也。此气为天地本来之元气，于其根自有之，而本不相离，所以自为节宣，参和以行其化育，而为显仁之厚也。然而条理有自，不妄参合。泛言之，似莫有知其故者，吾得推之。

凡三阳皆起于三阴，三阴同为三阳之根也，而各有异焉。厥阴阴尽而生一阳，于阳为少，而成风木之气，是少阳生于厥阴，而合为一体也。太阴以湿土孕金而为阳明，虽为二阳，而成燥金之用，是阳明生于太阴，而合为一体也。太阳由于少阴，本以秋金而生寒水，是太阳生于少阴，而合为一体也。要阴阳之相随，以其气之相次，故相贯而不离也。

然其正对不同，参和又妙，不可不察也。少阳之上，火气治之，相火烈矣，厥阴纯阴，此能上下济也。阳明之上，燥气治之，燥亦亢矣，中见太阴，土湿固能生金，亦能治燥也。太阳之上，寒气治之，中见少阴，金水和调，不使太阳亢也。而三阴又异焉者，厥阴之上，风气治之，中见少阳，其天和不使厥阴蔽也。少阴之上，热气治之，此少阴奉天之君火者，中见太阳君火，为太阳之主，不得有离也。然其间有寒水，亦既济之理也。太阴之上，湿气治之，中见阳明，前以湿治燥，今以燥胜湿也。所谓本如是，本中之参和节宣如此，岂非显诸仁，藏诸用，鼓万物，而不与圣人同忧乎?!

正六气说

阴阳之本，终以三合为治。帝臣若鬼臾区犹曰上候而已，未能明春分、清明、谷雨、立夏。三气少阳相火，小满、芒种、夏至、小暑。四气太阴湿土，大暑、立秋、处暑、白露。五气阳明燥金，秋分、寒露、霜降、立冬。六气太阳寒水，小雪、大雪、冬至、小寒。各主六十日。

显明之右，君火之位也，君火之右，退行一步，相火治之，相火之右，复行一步，土气治之，复行一步，金气治之，复行一步，水气治之，复行一步，木气治之①。

六气《内经》无正文，而于加临明之。见之本文者，止有六节气位②一章，发明司节之位，而于六节之阴阳上下未之详言。后学每以六气一气呼之，又不辨司天六元不同一概，故著为说以详之。

夫天气之行于地，既布之以五行，分之以四时，历以日月之行，而成岁功，此万古不易，所谓天地合气也。然而气行其间，每不得与日月朔望③齐，故古圣更以斗杓④纪气于十二宫，而纪之以二十四以会周天，乃复分统之以六气。凡六十日以分一气，首厥阴风木，二少阴君火，三少阳相火，四太阴湿土，五阳明燥金，六太阳寒水，满三百六十日，周而复始，所谓四时之正也。

---

① 显明之右……木气治之：语出《素问·六微旨大论》。显明，王冰注："日出谓之显明。"

② 六节气位：指本书"六节五制生五论"篇。

③ 朔望：月亮阴面对着地球，叫朔，此时为农历每月的初一。月亮阳面对着地球，叫望，一般在农历每月十五或十六日。

④ 斗杓：亦称斗柄，为北斗七星第五至第七星。古人以其变化指向辨分天文气象。

然其为气，上下不同，标本各异。

初气为厥阴风木，气起大寒，大寒前后为二阴交尽之时，故其时为厥阴。风木起于此，是谓一阳，于卦为复①，然复在九地之下，正当两阴交尽之时，是以上为厥阴，下为风木，故风木本阳而标阴也。

二气为少阴君火。君火见于卯，所谓显明也。其时为春分、清明，此三阳出地之盛也。犹未改其为春，乃不名之少阳，而号之为少阴，不仍风木，而名之君火，何居？盖此时三阳虽出地，而其上仍三阴，春寒犹厉，是气尚为阴之少，故曰少阴。然君火见于此者，《易》所谓帝出乎震②也。帝主十二辰，于时无所不统，而必于此分时者，前此一阳尚在九地之下，而今历显明，则圣作物睹，是以首出之于此也。其火主照临，不主热物，亦不夺春令，故曰君火不用。

君火之右，即为夏令，为三气少阳相火。相火当巳午，午为南离君位，非相火之所当，唯君火不用，故退行，使相火当之，所以使为夏官，以供臣职，故名相火，明其无犯上之嫌也。要此相火，当六阳之盛，正为太阳，不曰太而曰少者，以阳虽盛，其在地上未亢未高，故犹曰少阳也。

四气为太阴湿土。湿土在未，坤也。坤为太阴，位在未上，又当未月，坤正临事，故以太阴名之。然其时自大寒一阳生，以及六阳，为上半年，乾之行事。自夏至一阴生，而至亥，尽六阴，为下半年，坤之行事。阳以顺行，阴以逆行，故一阴之生，不名一阴，亦以其生由太阴坤德，故即以太阴名之。虽时

---

① 复：指复卦，《易经》六十四卦的第二十四卦。

② 帝出乎震：语见《易经·说卦传》。

溽暑酷烈，六阳极盛，而总曰太阴，以阳已退职也。湿土于此不惟土润溽暑，更有妙义。南离火旺，燥金安生？坤居其间，以土合火而腾其湿气，则大雨时行，于时既不熯①炽，而得以御火，使金生而气进官旺，与六阳代禅②，非太阴之为，而谁为耶？

五气为阳明燥金。阳明者，以其时去溽蒸而清明，退蒙昧而揫敛，坚洁清肃，阳在上而方明，故曰阳明。金燥则金气坚而且冽，是以为燥矣。

六气为太阳寒水。寒水于时为亥，全三阴矣。乃其上为太阳者，此时阳退，而在上为亢为高，在五阴之上，于卦为剥，居顶而不用事，故以太阳名，而纳之寒水也。寒水本阴而标阳者，以此总之。

正六气，进气居下，退气居上。春夏阳自下升，故厥阴少阴在上；秋冬阴亦自下而上，故阳明太阳在上。在下者进气，在上者成功。而进退之气③，标本之说，于是可见矣。此谓主气司天，所加为客气，主客之分以此。

地理六节位下六承论

相火之下，水气承之；水位之下，土气承之；土位之下，风气承之；风位之下，金气承之；金位之下，火气承之；君火之下，阴精承之。帝曰：何也？岐伯曰：亢则害，承乃制，制生则化，外列盛衰，害则败乱，生化大病④。

此章王、马、吴、张诸家寻其说而不得，以气交之变释之，

---

① 熯：热，干燥。

② 代禅：替位。禅，易位。

③ 进退之气：原作“退之气”，据裘本改。

④ 相火之下……生化大病：语出《素问·六微旨大论》。原文为小字。

谓少阳火生，终为溽暑，不知此湿土四气，专气之次，岂承制之的①义？盖承制者，皆元气之所本有，即其所生之理，备有制化之道，初非矫强挽回。夫其阴阳动静，皆涵天地之元贞，故其生物，贵其专精，尤忌其一往，是以阴中有阳，阳中有阴。彼六位者，虽为六气之分治，实一阴阳之往复。凡气之发，皆有互根，相反而实相为用。如易卦之飞伏，飞下即伏，伏上即飞，故乾卦六阳，其下皆坤，坤卦六阴，其下皆乾。如是而后，乃能一阴生、一阳生也。

阴阳之精义本是如此，吾于天道六气中见，故知地节六位，亦有为之内者，以为参和。夫其谓位之下，即所谓内也。

相火之下，水气承之者，相火于节，主四五月，为六阳之亢。若其专气，焦熯过甚，则害气稿②物矣。乃其时之水气正盛，于以助调相火，故前为谷雨，后乃芒种，皆水泽流溢之施也。斯时使无以水济火者，何以当盛长之令乎？兹则所谓相火之下，水气承之者也。

及夫水位，则大雪、冬至、小寒之日矣。时之寒沍③，层冰惨烈，而当时正为物之所归藏，若此中无以济令者，亢水败气，何以回地中之阳？唯有土以归藏，水斯流注而源活，于是寒水能生一阳矣。岂非水位土承者乎？

土之为位，本生万物，而亢则有水火二窒。亢于湿则水至而泥，亢于燥则火至而坚。斯其震发，必藉东阳和柔风木之气内居其间，然后发动疏达，故土之无败风之居下也。

风位春木，于以甲拆条舒。然柔而摇荡，欲其长茂成坚，

---

① 的（dí 迪）：实在。
② 稿：干枯。
③ 沍（hù 户）：冻结。

则必有金气以收柔性。是以榆荚之落，见于春时，岂非木位之下，金气承之者乎？

金位兑说①，而神主蓐收，其专气凄冽。苟其中无火气之微布，则即申酉而寒沍矣。乃其气白露方凉，渐于寒露，暨于霜降，于时生物反多。至于戌位，火犹有存者，此知金位之下有火乘也。

至若君火，则承者不曰水气，而独曰阴精。阴精者，生气之华也，地上三阴之全气也。其火不主五月，无梅雨之令，故不曰水气。当三月之和，地气腾上之精，全奉君令，以和养万类，以宣君德，即所以为春也。要皆阴精所奉，莫备于此，所以君火不用也。

盖亢者是专气之一，往承者是相济之参和，非以其相反而相犯为制也。唯其内承相济，故元气足而生生厚，于以化育，有以十全，所谓"制生则化"也。夫生无制则化偏，能制则化备，非元气之厚，本来自有之和，何以为化育之主乎？外列盛衰者，自此而列，任从加临交变，有余不足，至与未至，虽乘除其间，外有此列，其本生之气受之不败不乱，故曰外列盛衰也。若本气无承，其气薄散，中已一偏，而见败乱，安得不为生化大病乎？

辨君火以名兼退行一步不司气化论

火性炎上，次列五行之一，初无君相之名，唯主宰之。帝以神明为居，以照临为用，而同于炎上高明之施，此君之所以取火为体也。然君虽以火为体，而火非君德，故君火不用。要

---

① 兑说：亦作"兑悦"，喜悦。范仲淹《纪送太傅相公归阙》："归赴诞辰知兑说，轻安拜舞寿觞前。"

其为不用者，以君有君之德，以为用而非以火用，故君者于火用其明。《内经》曰：君火以明[①]。以明者[②]，欲其照临之不爽也。诸家循其不用，见为徒立空名，遂改其文曰君火以名，岂知此义者哉？

地节六位[③]章曰：显明之右，君火之位也。君火之右，退行一步，相火治之。退行一步，莫知其故，此有说焉。显明之右，在卯辰之间。辰为天门，帝之明堂，布政宣化之所，《易》所谓出震齐巽[④]者也。帝从震出而物齐。凡帝之施化，其德为大生，其用为太和，其体为纯乾，备元亨利贞[⑤]之四德，以体元首出兹。其德化政令悉与春温同，而特不与春之寅卯独主一时，故虽主气于春分之一时，而终不夺春之施，此君之所以不用也，况以火用乎？然既不用矣，而曰退行一步，何也？少阴君火之后，继此者巳午之火令。使君以火用，则复行一步，巳午正当其令，岂复有相火之令乎？唯君不以火用，而敛藏以退行于位前之寅，因起长生之丙火，使主巳午夏令，为夏官而治之。故火令虽行，君德自温，此相火所以欲其不愆于位，而代君之行事也。以下诸复行一步，则皆臣职。君不复退，亦不复进，自相火而下，皆奉职效用于君，而推迁以更迭主时耳。

盖以一岁六气四时，必有见于总统四时之主，而不可无君之临，每于震巽则临之于一岁四时之令。令行不过终，不可

---

① 君火以明：语见《素问·天元纪大论》。

② 者：原作“也”，据裘本改。

③ 地节六位：指《素问·六微旨大论》。

④ 出震齐巽：语见《易经·益卦》。

⑤ 元亨利贞：乾卦的卦辞。唐·孔颖达《周易正义》引《子夏传》说：“元，始也；亨，通也；利，和也；贞，正也。”以元亨利贞为天道生长万物的四种德行。

有君之亢而火之愆，故于南离则禅之，此君之始终不以火用也。

若夫[①]司天，则君火既首出于甲子，而该年则曰在天为热化，在地为苦化，居气为灼化[②]。此既司化矣。而又曰不司气化[③]，亦未有明其说者，岂知君虽居子，实当于午，所为热化者，午之化，苦化者，亦午之化，其化在午，而不在君火，总非君之司此气化也。君自穆清耳，岂遽改其德而司热令乎？所以灼化者，君德在步而不宣，然威行自近而不可犯，故令居气则有步逼之，逼之既近，安有不灼者耶？然此要非君火之用也。

五运说

天有五行，以干加支，合而成四时六气以主时。复有天气以为主年者，亦御五位，以行五气，斯为五运。五运以土为首，而加甲，终复加己，循环十干，而不用正干之本气。

说者谓：甲己合土，此为化气。夫所谓化，逢合乃化，不逢合则不化。今五运之加甲己，相去五岁，岂有逢合而化之理哉？若以甲必顾己而化，可断之为土，则甲久不主东方木，而临官于寅矣。且己安能越五年而与甲化耶？

又曰：本天气定位，非加临也。《经》曰：丹天之气，经于[④]牛女戊分；黅[⑤]天之气，经于心尾己分；苍天之气，经于危室柳鬼；素天之气，经于亢氐昴毕；玄天之气，经于张翼娄胃。

---

① 夫：原作“天”，据裘本改。

② 在天为热化……灼化：语见《素问·至真要大论》。

③ 不司气化：语见《素问·至真要大论》。

④ 于：孙本、裘本俱作“斗”，据《素问》原文改。

⑤ 黅（jīn 今）：黄色。

其戊己分者，则奎壁角轸也[1]。五天五行之守气，各有所横，以加于宿度，临于十干之上，如黅气于心尾己分，心尾当甲，角轸当己，故土主甲己也。以下皆然。此说最为近似，而实不然。天动而灵，其气圆运而不有定气，其临御五行，自有本然当然之则，而初非有守气以期之。

岐伯述之《天元册》[2]，曰：太虚寥廓，肇基化元，万物资始，五运终天，布气真灵，总统坤元[3]。夫寥廓肇基化元，而布气真灵，则云总统于坤元。坤元既为万生之母，而总统之，则天亦必有以先用之，故天之十干以戊己居中宫，此所以布气真灵，化源资始，总统于土也。土先万物，为生气之原，而后次第布之，初非以心尾己分之故也。戊己既居中央，而用水火，后成于木金，是非以土为首乎？是以天之御化，首以土加甲，而甲遂为土，仍顺布五行于乙丙丁戊之上，而以本气化之，遂以金加乙，水加丙，木加丁，火加戊，毕己又再传，而土加己，金加庚，水加辛，木加壬，火加癸。然又有不能改乎阴阳而依之以为用者，加阳干为气有余，加阴干为气不足，未尝不因值年以佐用也。故五运为该年气之根本，居其中而尝先者，如土运之岁，上见太阴，则其气先，而与司天会，是谓天符。与岁支同气，则先而与岁会，是谓岁会。与天符岁会三合，是谓太乙天符。斯为贵人者，司天与值岁朝拱之所在也。是以恶所不胜，归所同和，随运归从，而生其病。可知五运之重，更能增气以其常先也。是于司天又为主气矣。

---

① 丹天之气……角轸也：语见《素问·五运行大论》。

② 天元册：即《太始天元册》，中国古代记录天文气象的书，已佚失。

③ 太虚寥廓……总统坤元：语见《素问·天元纪大论》。

司天在泉说

天有六元，寒、暑、燥、湿、风、火，即四时之主气，候至而布之，以分六气者也。至于司天，则从地上六位之专精，而正对以居之，以主期年①。然而名之为司天者，依于甲子值岁之气，仍以地上不迁之气，会天之元，而立为监司之也。其为六气，一以甲子为序，异于地上之四时。盖既以主持一岁，则自当以甲子值年为序也。其三阴三阳上奉之者，六元在天，则三阴三阳不有主气，所以正对，皆奉之也。

首少阴君火者，君火位午对子，令甲始，子与君为对，遂名君火，尊君之出令也。其令主热，不与显明卯位之君火同用②。彼以方春行令，君火止以照临，此在午宫所对，本夏行令也。次丑未为太阴湿土，太阴在地，每与厥阴少阴合三阴而不离，故其位必次少阴。又坤土位未对丑，为土之官旺，是以上奉湿令也。所由居四时相火之前，谓该年子丑之次耳。又次寅申，为少阴相火。火之精本生于寅，而对申，申尚有余暑，故以寅申奉火令。不当午者，午当君火，不敢侵也。又次卯酉，为阳明燥金。金临旺于酉，对卯，故奉燥令也。又次辰戌，为太阳寒水。寒水本位亥子，而亥属风木，子为午对，惟辰为水库，戌当水冠带③，为进气，故即以辰戌奉寒令，非圣人不能发此精义也。终巳亥，为厥阴风木，风木在正六气，在子丑及寅，司天移位巳亥。所以然者，木长生在亥，其对巳，故即以此奉风令也。然其所司，以为一岁之令，

① 期年：一整年。

② 不与显明……同用：此句原作“不与显明卯位之君火不同用”，“不同用”之“不”字当为衍文，据文义删。

③ 冠带：指天干对应地支的得气状态。

唯六元主之，三阴三阳不能尽合，一唯上从而奉之。然带有本位本气，故亦有本标太过不及之说。《经》曰少阴所谓标也，厥阴所谓终也①是矣。

乃其所司，即有在泉之说。在泉之说，以天包地下，地在天中，是地居天之半，而天气之行于地者，亦半行于地上，一半抑于地下，在前三气行于地上，故属司天，后之三气抑于地下，故属在泉。在泉之气，沉而不上，故前扬后抑，前宣后郁，故恒与司天为对。司天子午，则在泉卯酉；司天丑未，则在泉辰戌；司天寅申，则在泉巳亥。恒相对而轮转之，故有在天在泉之异也。乃司天极于三气，以天施之至也。在泉居于六气，以地沉之至也。然总以司天为本，终一岁之气。在泉亦能与天合德，故本文不设在泉之岁，以司天统之矣。

地上三阴三阳说

司天以地上三阴三阳奉天六元，然上下不类而奉之，未解何义。又不解地上三阴三阳何以定位，《内经》未之发明，乃其义吾得论之。予前既明六元之著，盛于三阴三阳之定位矣，此六元之正义也。乃于其对，亦必三阴三阳奉之，岂三阴三阳未有定义定位乎？

夫天地之大气，涵于宇宙，大概藏于北，生于东，长于南，收于西。而三阴三阳之定位，则三阴在北，三阳在东，三阴在南，三阳在西。在《易》，东北俱为阳方，而此北阴东阳；西南俱为阴方，而此南阴西阳。此属何故？要此即两仪四象之义，所谓天以阳生阴长，地以阳杀阴藏者也。

盖气必先藏而后生。北乃藏位，静阴之地，严沍之乡，凡

① 少阴所谓……终也：语见《素问·天元纪大论》。

藏必极阴之深，故三阴必先奠位于亥子丑，所以为藏。而且太少厥皆聚，所以全乎阴，亦以全乎藏也。此地之用也。藏而后生，生必于东，故三阳正位于东，为寅卯辰位。所以少明太聚者，亦所以全乎阳而为生也。然而南离阳位，君火居之，而总为三阴，何谓？盖巳午未皆长气也，既以生矣。斯盛斯长，长者，实气也，阴也，非阴无以实长，故三阴亦聚于南，非所谓天以阳生阴长者耶。西为蓐收①正位，燥金居之，故西为阴方，为成为收。而三阳又居之，何故？然藏物必自下，收物必自上，生物必自下，杀物必自上。且自暑而凉，自秀而实，皆自上而下者。上者，阳也尔，其肃杀者，阳也。申酉戌位肃杀，皆乘阳以杀物，故三阳亦聚焉。此其为阳，岂非所谓地以阳杀阴藏者耶？抑岂以与东为对，化而为阳者哉？

盖天之二气，分为四象。北为阴，西为阴中阳，此地之二象；东为阳，南为阳中阴，此天之二象。而生长收藏之理，备著于此矣。

天道或问五则

或有问于余曰：五行各有正气，天地所合，干支所同，而阴阳之用，各有变迁，又参错不同，何也？曰：此正所谓三合之治也。三合而治，必将合气以为主用，或从本气，或从标气，或从乎其盛，或由乎其化，虽有不同，然皆取用以崇体，不以体变物也。如五运以土为首加甲，自甲为土，以下皆不用干矣。而甲、丙、戊、庚、壬五阳值年，仍为气太过；乙、辛、己、丁、癸五阴值年，为气不及。其干虽变，而阴阳不变，则非不

① 蓐收：指秋神。

用干也，司天亦变支矣。而火当午，土当丑未，金当酉，与岁为会，则当其位，与合其气，皆不变本位，亦不废本支也。大约阴阳之用，合两为成，以三为用，故阴阳之行，虽一体而动，而变各由其道。各由其道者，所以正阴阳之正用也。故有变本气本位而为用者，皆一从正五行之用，非有别气别用也。唯过其盛，与其合，则从重而归之，未尝不归本用也。一切三合变气皆如此，知其用，则不疑其变矣。

问曰：司天运气合用，而有天符岁会，乃有小五运，复参于司天、在泉、运气之间，则又何也？曰：五行三合之治，无往而不用，又无往而不三合也，如辰戌太阳司天矣。而辰戌备历甲、庚、戊、丙、壬之五位，则五运亦尽历寒水之一位矣。寒水唯一，而有五变。五变之中，而所运行以周一岁者，亦各有五运，亦犹司天之间位纪步①也。既以大五运与司天为乘临，则亦有小五运与间步为乘临，此亦阴阳自然之道也。岁气必以木为主，故以太少角为初，以太少羽为终，以五运生序，不可紊也。然其用微，不及间步之剧，故《经》不著病，要使人知之耳。

问曰：五行五用，而各为首。六气首风木，司天首火，五运首土，五行本生首水，其成首金。循环而能为首者，岂有义乎？曰：此阴阳造化之妙用，不可思议者也。由其初而言，生物之始，生于天一。天一，水也。水得暖而升，故火继之。水火鼓荡而形成，故木继之。木长而坚，故金继之。四者非土不

① 间位纪步：语出《素问·至真要大论》。原文为“间气者纪步”，意即间气只主一步之气。

成，故成必以土也。《洪范》[1] 之序如此，盖生物之原也，此则首水而终土也。若四时六气，必以岁德为首。岁德在木，故木起厥阴，而临官于寅，所以达生气通人事也。自木而火，自火而土、而金，止于水。四时之序，生、长、化、收、藏之事也，此则首木而终水也。五运之首土者，天之气自中而运，而戊己居中，且生万物养万物者，非土莫能中也，故即此中宫而推之，以四正[2]环而拱之，以行其生生之用，此在天之事也。唯土常以生，故首之，而终于火，以成生也。若司天以火为首，少阴君火有帝之尊，于以出治，孰不归仰[3]焉。然唯斗杓初指，帝乃临之，斯故以火为首，而以厥阴为终，非以木为终。盖以三阴为朋，今少阴居中，而既在前，则必俟历三阳，而厥阴为后矣。厥阴位亥，亦终之义也。此则首火而终木也。由其成功而言，金木者，生成之终始也，万类之成，而列万形之质，此不惟其始，惟其终，必见其坚成，后木水火土四形备具也。此成物而后，其序如此，以其致用言之也，此则首金而终土也。

问曰：四时阴阳顺逆之行，有左右之辨，何也？曰[4]：阳自下而上，故左旋而为春夏；阴自上而下，故右旋而为秋冬。是以春为生气而西行，变其收气而为暄[5]；夏为长气而北行，变其藏气而为热；秋为收气而东行，敛其生气而为凉；冬为藏气南行，变其长化而为寒。夏为南离，故夏气始于前；秋气自

---

① 洪范：《尚书》中的篇名，其中有“五行，一曰水，二曰火，三曰木，四曰金，五曰土”，故罗氏曰“洪范之序如此”。

② 四正：指《周易》八卦中坎、离、震、兑。或用以分主四时，或用以分主四方。

③ 归仰：归附仰仗。

④ 曰：原无，据裘本补。

⑤ 暄：温暖。

上而下，故云始于标；冬气自外而内，故云始于后①。西北行为顺，东南行为逆，春夏日缠北陆而长，秋冬日渐南陆而短，亦阴阳顺逆之序也。

问曰：《经》谓阴中有阳，阳中有阴，何也？曰：阴阳本合一者也。自太极动而生阳，静而生阴，既立之两，始分为对待，此各一之一，人所知也。起动静为鼓舞，以阴阳为妙用，无形而致有形，同体而立异体，阴阳合作，两鼓化机，此合一之一，人所难知也。此《易》所谓一阴一阳之谓道也。然本其太始而言，阴阳之原由于一机，静极而阳生，动极而阴生，阴阳互相生也。本其成位而言，阴阳之根互藏其宅，火胎子中，水胎午中，阴阳互相宅也。人能悟阴阳之一气，则知阴阳之未两分也。

① 夏为南离……始于后：语本《素问·六元正纪大论》。

卷之三

述病部上[①]

古今察病之源，推病之自，审病之确，莫过《内经》。后世务为支离，而昧厥[②]所由，故不能知阴阳脏腑之所以一，故聚《内经》十六卷之文，总其散见，合而述之，为“病情”八章，使后学得以寓目[③]焉。

阴阳第一

病之大纲，不过阴阳。阳，卫外者也。阳不密则不能卫外而为固，故风寒六淫之邪得以入之，入之则外感之诸症生焉。阴，为阳守者也。阴弗营则不能宅阳以藏神，故内伤神志筋骨之病居之，居之则内伤脏气之有余不足种种具焉。识病者，必先辨阴阳，辨阴阳而后能察病矣。

所谓阳者，欲如运枢。运枢者，开阖和调，而不凝滞也。若起居如惊，则自致烦扰，而神气乃浮矣。浮则神内散而出，邪外伺而入，于是有因寒、因湿、因暑、因气之外感。《内经》先举此四端，而一切外感六淫之邪，举可知也。因于寒者，则其为病热，故体若燔炭，必汗出而散。是以外感风寒，必以发其汗，表而出之。盖以风寒之入，始于牢持卫气而不得散，若不发其汗，且从而犯内也。因暑则又伤火热之邪矣。火热入，

① 述病部上：原作“述病篇”，据裘本改。目录依此同改。

② 厥：其。作代词。

③ 寓目：观看、阅读。

则直入脏腑，而劫心、劫肺、劫胃，故汗、烦、喘、渴四症一齐俱见。静则多言[①]者，心主言，心不胜外火而神不举，故静；失其守，故多言。因湿者，湿既从表，亦先犯太阳，故首如裹。既而入内，必郁于阳明。阳明郁并，不能行太阴之气于三阳三阴，所以先病筋膜，故大筋緛短，小筋弛长，为拘为痿之证生矣。若夫因气，气固非外至者也，然以内之阳气，不能振其纲，则将纽解而失其维，是以四维相代为用，此所谓左枝而右梧[②]者，内气之馁败可知。夫外感之起，千条万绪，而先揭四端，以明阳不卫外，遂有外感之患也。

阳不固，不止易于外感，而亦已[③]内伤。《经》[④]曰：苍天之气，清静顺之，则阳气固，若烦劳则张，精绝[⑤]。张者，如弓之张；精绝，阴精之绝也。弓久张则干强筋疲，弓之体必脱。阳烦劳而张象之，故精绝也。夫阳欲固以卫外，乃以烦劳敝之，阴之起逐者，将何以副？故既失其所养阳之道，则辟积于夏矣。辟，偏也，阳扰阴亏，已成偏热，故至夏当益甚。所谓甚者，五心烦热，如煎如熬，此孤阳外浮而真气内夺也，故曰煎厥。如是则肝血不荣而为目盲，肾精不致而为耳闭，身若坏都，散解而不可凭藉。凡此者阳张而至败，斯阴绝而失守也。

且夫阳气者，喜气也，和气也，好和而恶奸。若大怒，则

---

① 静则多言：语见《素问·生气通天论》。

② 左枝而右梧：犹左支右吾，成语，出自宋·王暐《道山清话》："本朝无前代离宫别馆，游豫奢侈，非特不为，亦不暇为也。盖北有狂虏，西有黠羌，朝廷汲汲然左枝右梧，未尝一日不念之。"原谓左右抵拒，引申为多方面穷于应付。

③ 已：疑"易"之误。

④ 经：原作"条"，据文义改。

⑤ 苍天之气……精绝：语本《素问·生气通天论》。

形气绝，而血菀于上，使人薄厥①。大怒者，阳之厉气也，肝实主之，其横溢之至，皆能使十二官失职，气窒血郁，故菀于上。“薄”训“迫”，厥者，逆也。既大怒，则气逆上而不下，故薄厥也。况阳者，精则养神，柔则养筋。今薄厥则不精不柔，众祸方起。何以言之？失其柔则伤筋，筋所以束骨而利机关，今有伤于筋，则纵缓不收，手足无措，有若不容者。既失其柔，则又偏于为刚，而汗出偏沮。偏沮者，半与营和，而半否也，偏枯之症起矣。又卫气不固，则玄府方开，寒水乘之，热郁玄府，甚则痤疿，微亦痱疹。而膏粱肥甘，刚而伤阴，与阳为亢，能生大疔。而受如持虚者，以阳不能柔而与阴为刚也。况乃形劳汗出当风，使寒气薄之，当液凝为皻（孙批）皻，音渣。鼻上疱，俗谓之粉刺，红晕似疮，浮起着面鼻者，曰酒皻，而甚则痤矣。此非阳气之不固使然欤？不特是也。阳不能柔，则开阖不得，寒气从而陷脉为瘘矣。至于留连肉腠，使经络腧合之气化薄，则不精之至，而内传之为善畏惊骇。盖“腧”有传送之义，今使寒陷经腧，气化为迫，侵及脏腑，所谓气一能动志②也。善畏惊骇，非神志之动乎，而不精之致征③焉矣。诸条阳气被伤，不柔不精，至废筋骨、乱神明，皆不密之为也。

所谓阴者，体魄、五官、百骸、筋骨、血肉、津液，皆阴也。养阴之道在和五味。《经》曰：阴之所生，本在五味；阴之五宫，伤在五味④。原其然者，阳食气，阴食味。五味出于地，故能生五脏之阴。然一偏与不节，则有所克，反能伤阴，伤阴

---

① 大怒……使人薄厥：语见《素问·生气通天论》。
② 气一能动志：语见《孟子·公孙丑上》。
③ 征：表露出迹象。
④ 阴之所生……伤在五味：语见《素问·生气通天论》。

亦能病及于阳。何以言之？凡在内者，皆阴为之主也。不惟阳密足以固阴，而阴强乃能壮阳。故岐伯极言养阳，复续言养阴，以备阴阳之全义。故首言味以养阴，而受伤于偏，至此固其大者矣。而如烦劳、大怒、饮食起居之不节，至于煎厥与形气绝，要岂细故哉。阴不养则不可以扶阳。若其本不和，刚与刚，阳气破散，阴气乃消亡矣。此养阴之义也。

失于阴阳，则四时之气更伤五脏。是以春伤于风，邪气留连，乃为洞泄①。洞泄者，内厥阴不和，外风为感体，气既不能主令，内风与外风交煽，是以留连久则必侵脾土，故为洞泄。夏伤于暑，秋为痎疟②。夏以凄沧水寒感中而郁热，乘秋之风，刚疟病成矣。秋伤于湿，上逆为咳，发为痿厥③。秋湿者，湿土用事未退，时侵孟仲，而金感之不得清，故气逆肺为咳。肺气不胜不行，则五脏郁热亦不退，将发为痿厥。冬伤于寒，春必病温④。冬不藏精，是以寒邪易入。寒毒既藏于阴分，至春阳气上升，新邪外应而为温病。夫风、暑、寒、湿迭相胜负而皆感之者，内气不守，故外邪皆得以犯之。况病久则传化，即若阴平阳秘，骨正筋柔，岂其有是？

阴阳不和，阴争阳扰，害及表里。争者，五脏气争也。阴气营于五脏九窍，皆禀五脏之气，今争则阴邪盛，所谓阴无阳则战者是也。扰者，魄汗不藏也。阳气起于四末，阳扰则四逆而起，故扰。一为脏病于内，一为经病于外，内外交病，而肺为五脏六腑之长，元气之主，内外两非，则必肺独受之，故喘

---

① 春伤于风……乃为洞泄：语见《素问·生气通天论》。

② 夏伤于暑秋为痎疟：语见《素问·生气通天论》。

③ 秋伤于湿……发为痿厥：语见《素问·生气通天论》。

④ 冬伤于寒春必病温：语见《素问·阴阳应象大论》。

鸣之疾与焉。皆以营卫下竭，孤阳独浮，斯不能免耳。后学不辨其疾在阴阳，而动以发肺治肺，蒙①矣！

有三阳之气各病者，《内经》不拈脏腑经络，缘三阴三阳，先天各有分部位次，所由以立脏腑，而要非脏腑经络之所出，故病止从阴阳气血生，不因经络脏腑生也。然其间有单病，有合病，有并病。单病，一气病也；合病，阴阳齐病也；并病，此胜而并其负也。此皆人之大阴阳，其病其未尝不及脏腑，而要非经络脏腑之为病。后学不明正阴阳所病，动以表里、脏腑、阴阳混诠，蒙昧千载，可叹也。

单病者，如二阳之病发心脾，有不得隐曲，女子不月②。二阳，阳明也。阳明位太阴之表而居中，于腑则胃当之，非大肠之以经络为阳明比也。其病发心脾者，胃与心为生土之母子，而脾与胃为行津液之表里。发者，发足之义。人之情欲，本以伤心；劳倦忧思，本以伤脾。脏既伤，则必连及于腑，又必从其能连及者，如母病必及子。故凡内而伤精，外而伤形者，皆能病及胃，此二阳之病发自心脾也。然阳明生化之本，其气盛，其精血下行，化营卫而润宗筋。今化源既病，则阳道外衰，故不行隐曲，在女子为不月，此其候也。且病久则传化，乃传为风消③，又传为息贲④，死不治。阳明既病，则木邪起而胜之，既胜则精血不荣，肌体风消矣。又胃病而肺失其养，则气息奔迫，气竭于上，精亏于下，阳虚生外热，阴虚生内热，风消息

① 蒙：愚昧。

② 二阳之病……女子不月：语见《素问·阴阳别论》。

③ 风消：古病名，语出《素问·阴阳别论》。指因情志郁结见女子闭经，其发展可因血虚气郁而生内热，阴液不断被消耗，故形体日渐消瘦。

④ 息贲：古病名，语出《灵枢·邪气脏腑病形》。又称肺积，指呼吸急促，气逆上奔的病证。

责，败及五脏矣。盖人身真阴真阳，心脾为真阴之主，胃为真阳之主，伤真阴必使真阳无守。二阳既病，仓廪匮乏，饷道绝运，为生死之关，然必自真阴之伤为之，故心脾之病，不待好色之伤，而有不得隐曲，不月也。

三阳为病，发寒热，下为痈肿，及痿厥腨痟[1]，传为索泽[2]、癞疝[3]。三阳，太阳也。太阳为三阳，气起少阴而居其上，以主巅顶，又主卫外为固，以阳盛且浮而在上，又在外也。于是太阳主表，于经则膀胱纳之。而《内经》拈其病，终不言膀胱者，以膀胱止州都之官，主表既非其所事，而太阳体用终不归膀胱也。此发寒热者，太阳主表，既虚则不能捍风邪而卫外，是以邪入而发寒热也。及下为痈肿等，则为犯本及膀胱矣。糜烂为痈，凝结为肿，失力曰痿，冷逆曰厥，足肚酸疼曰腨痟，此皆由太阳经之衰，飒而留寒，寒热之所至也。至于传为索泽，阳络既虚，久为诸阴所不营，则皮肤润泽之气已皆消散，是为索泽。索泽未尝不与风消同，彼出于内，阴消而阳散之；此在其经，阳衰而阴枯也。若癞疝，本厥阴病，太阳经之停寒亦能致之。此三阳之传也。

一阳发病，少气，善咳善泄[4]。一阳，少阳也。少阳为厥阴之表，即起厥阴而游行三焦，统于心胞。故少阳为游部，为相火，其气安则柔和，失守则火旺。火壮则食气，故少气火壮，则三焦之气上逆伤肺，故善咳。少阳木强必侮土，故善泄。然土以木为达，木失职，土必寒而不运，亦善泄也。久而传又为

---

① 腨痟（chuǎiyuān 揣渊）：指小腿肚酸痛。
② 索泽：指皮肤枯涩失去色泽。
③ 三阳为病……癞疝：语见《素问·阴阳别论》。
④ 一阳发病……善咳善泄：语见《素问·阴阳别论》。

心掣[①]，为膈者。相火与君火同气，火亢失职，势必熏心，心动不宁，若有所引，名曰心掣。游部失职，阳明腐熟无权，并散精不得，壅滞窒碍，其太盛日久，则三焦内热血槁，是以上焦不行，下脘不通，病名曰膈。故膈病有二，一为元气虚，中不运，则痰涌胃脘而脉微；一为血分枯，热郁当胸而脉弦大。此皆其人素伤少阳之行令故也。

按：三阳为人身大气，所以纲维振作，为生气，为生理者。一及于病，则群阴受病，故伤阳必伤阴也。仲景著三阳之病，曰太阳病，头项强痛而恶寒，阳明病，胃家实，少阳病，口苦咽干目眩[②]，与《内经》不同。然以外感起论，固必以形层部位之病先之，此不暇及本气故也。何谓本气？如少阳，则一阳生于下游三焦而上之，其气无所不遍。若仲景之少阳，则半表半里，于经则两肋及耳也。阳明为两阳合明于中，而主中气，为身之维。仲景阳明则太阳内一层，主在经及腑也。三阳，《内经》以上下及卫外，是周身之卫气当之，仲景则以其经巅顶项背分部也。仲景论外感，则以所入，故举以形层；《内经》论大气，故究及体用。各有攸当[③]耳。

二阳结，谓之消[④]。此结结于本气。阳明气盛热壮，然以血多津守，未尝有所结。今言其结，则阳邪盛而伤阴，枯其津液，故结在中焦阳明。亢甚必消谷善饥，食而不饱。又热亢能消津液，不荣肌肉，故名曰消。此所谓中消症也。消有三，此其一。

① 心掣：心虚而掣痛。

② 太阳病……咽干目眩：语本《伤寒论》。

③ 各有攸当：有各自的见解及独到之处。

④ 二阳结谓之消：语见《素问·阴阳别论》。

三阳结，谓之膈[1]。三阳气盛，而为周身大气之经，其气磅礴四达，故有并至如风雨之证，而此云结者，是并于阴分也。《经》又曰：并于阴则上下无常，薄为肠澼[2]。兹则阳郁阴中，阴不敢遏，是以上下无常，散之不得，郁而为热，留于大肠，故为肠澼，是亦并于阴也。然其气尚未结，若结其气必结于小肠、膀胱矣。此并于阴而甚焉者也。盖小肠膀胱，既为三阳之本经，其邪既结，斯传化出物之官失用矣。此经失用，则隔绝升降之道，上为阳不化气，下为津液不行，故与少阳失职俱名为膈[3]也。皆所谓单病者也。

有合病者，阴阳而病也。两气同病，偶然相合，亦或两致其虚而相合者，总皆合病也。

二阳一阴发病，主惊骇、背痛、善噫、善欠，名曰风厥[4]。二阳，阳明；一阴，厥阴也。俱发病，则二部本气俱逆而不下。阳明逆，闻木声则惕然而惊；厥阴逆，主发惊骇。是二者皆主惊骇，况合病又木强土疏乎？是主惊骇也。厥阴，阴之根；阳明，阳之本。根本俱病，则下逮冲督，上虚胃气。其背痛善欠者，冲督病，善噫者，胃病，皆气逆而不引不下也。名曰风厥者，厥阴病则木强而风起，阳明病又不能下行三阳，于是逆者，兼内风鼓而逆上，故名风厥也。

二阴一阳发病，善胀、心满、善气[5]。二阴为少阴，为里；一阳，少阳，为游部。然二阴主肾，为先天生气之原，是为生

---

① 三阳结谓之膈：语见《素问·阴阳别论》。

② 并于阴……薄为肠澼：语见《素问·著至教论》。

③ 膈：原作“隔”，据文义改。

④ 二阳一阴发病……风厥：语见《素问·阴阳别论》。

⑤ 二阴一阳发病……善气：语见《素问·阴阳别论》。

阴；一阳为地雷之复[①]，是为生阳。俱在下，而能以精气腾上，以养火金土者也。二者交病，是人之根柢病也。根柢既病，则所谓升者不升，而火金土皆逆矣。故木气委和[②]，则脾不疏达，此善胀；真阴不升，心无所养，转见寒凌，故心满；三焦少气，而肺亦失治节，故善气。此阴阳两虚之证也。

三阳三阴发病，为偏枯痿易[③]，四支不举[④]。三阳已见[⑤]。三阴，太阴脾也。此条为人之大阴阳两虚之证，既三阳太阳主表，不能卫外而为固，三阴太阴主里，不能出营卫行津液而灌溉肌支，故为偏枯痿易，四肢不举。不识此者，谓为中风瘫痪，而非也。《内经》明拈此条，以示后学，后人寻诸中风之门，谓之菑人[⑥]耳。

结阳者，肿四支[⑦]。六阳皆起于四肢，故四肢为诸阳之本。结者，聚而不行也。阳未有不行者，今其气结而不行，是阳不用也。阳不用必壅于所起，故肿必于四肢。四肢皆肿，以知诸阳之结矣。

结阴者，便血一升，再结二升，三结三升[⑧]。阴主血，邪结六阴，其伤在血，而足三阴为根柢，足三阴皆主下，故当便血。言一升者，去血之多也。如是其结当解，若不解而再结，

---

① 地雷之复：指《周易》第二十四卦地雷复卦。

② 委和：运气术语。指五运主岁中，木运不及。王冰注："阳和之气，委屈而少用也。"高世栻注："委和，阳和不敷而委弱。"

③ 痿易：痿弱，弛缓。"易"古通"弛"，《毛诗·何人斯》："我心易也。"《释文》："易，《韩诗》作'施'。"《尔雅》释诂："弛，易也。"

④ 三阳三阴……四支不举：语见《素问·阴阳别论》。

⑤ 三阳已见：裘本作"三阳太阳"。

⑥ 菑（zāi 哉）人：害人。"菑"古同"灾"。

⑦ 结阳者肿四支：语见《素问·阴阳别论》。

⑧ 结阴者……三结三升：语见《素问·阴阳别论》。

以邪盛也，故便二升。又不解，邪为尤甚，故曰三结三升。此与阴络伤则血内溢[①]相似而不同，此以邪壅，彼以冲任脱也。又与肠澼下血相承而不同，肠澼下血不多而徐，此以邪骤下也。二条偏病阴阳，然实诸阳诸阴合病，亦合病也。

阴阳结斜，多阴少阳，曰石水，少腹肿[②]。“邪”“斜”同。阳结肿四肢，乃在阳之发处；结阴便血，病在阴之聚处。今邪交入阴阳，而交结之势必结于阴阳之所共生处矣。生阴唯肾，生阳唯胆，皆根源下焦。而肾职行水，若两家交壅，正所谓不能通调水道也。然阴多阳少，则肾病为多。肾病则阴之真水沉寒，而无阳以化气。此病固不在膀胱，而在肾。肾既留水，不能化精，故石坚一处而不及他所，唯见少腹肿耳。此亦水证之别也。

三阴结，谓之水[③]。三阴太阴，为六经之主。三阴邪结，是坤土不能运精矣。如是则二阴肾独主里而气更盛，反来侮土，故水气盛，阳不得入。阳不得入，则肺气不得通调，斯寒水不行而为壅，故为水也。盖中州结则气壅，而关门不利，不利则聚水而从其类。类者，本在肾，末在肺也。

一阴一阳结，谓之喉痹[④]。厥阴、少阳，一主风木，一主相火。肝、胆、心胞、三焦，皆所共也，皆为热化而风煽之。四经脉皆络于喉，风火逆而上不得发，必于喉乎结之，是成喉痹也。

有并病者。凡人之阴阳内外雌雄，必相输应，是以阴阳相

---

① 阴络伤则血内溢：语见《灵枢·百病始生》。
② 阴阳结斜……少腹肿：语见《素问·阴阳别论》。
③ 三阳结谓之水：语见《素问·阴阳别论》。
④ 一阴一阳结谓之喉痹：语见《素问·阴阳别论》。

致，得其和平。而既两病，则各经阴阳必有错迕违逆，相遇则搏，败必并于胜，故不谓之合病，而谓之并病。并者，有所归也。

二阳一阴，阳明主病，不胜一阴，脉软而动，九窍皆沉①。阳明全有谷神营卫之盛气，厥阴则任独使而布行之。今两家同病，而中州气馁，是阳明主病矣。乃中州气馁，而风木失和，将厥阴之戾，反克于中州，嗣此阳明之脉不复搏大而见软，气不昌而内郁见，动则所以宣之九窍者无俾也，故皆沉。此则阳明之病甚矣。此谓并病也。

三阳一阴，太阳脉胜，一阴不能止，内乱五脏，外为惊骇②。一阴主筋膜之气，又主三阴之阖，能为太阳之守，莫一阴若也。乃三阳一阴俱病，而太阳之脉且胜，太阳之病在脉浮，病而脉胜，则浮大中空，无阴可知。无阴则太阳之上下无常，风雨并至为病，岂无气之一阴能守之而能止之乎？于是内气不守，内乱五脏，本脏神怯，外为惊骇。

二阴二阳，病在肺，少阴脉沉，胜肺伤脾，外伤四支③。二阴主里而藏精，病则真精内虚；二阳起谷神而朝津液，病则津液枯竭。于是气逆火盛，必伤于肺，故曰病在肺。若见少阴脉沉者，是谓肾气不衡④，无根浮火疾速上乘，上胜于肺，而中州且不能遏其逆，则热燥伤脾。中州亦不能授气于四关，并外伤四肢矣。

---

① 二阳一阴……九窍皆沉：语见《素问·阴阳类论》。
② 三阳一阴……外为惊骇：语见《素问·阴阳类论》。
③ 二阴二阳……外伤四支：语见《素问·阴阳类论》。
④ 衡：原作“冲”，据裘本改。

二阴二阳皆交至，病在肾，骂詈妄行，颠疾为狂[①]。前证阳明气虚内热，肾气不衡，故有胜肺伤脾之见。今两伤之气皆交至，而定为病在肾者，此系肾家水空，火不守而上发，与阳明热邪并使心无所主，故神惑志失而骂詈妄行。太阳无内，故颠疾；神明内乱，故为狂。此症之见，宜皆在阳明，然实肾精不守，不能主里，使心火自焚，与阳明并也。

二阴一阳，病出于肾，阴气客游于心脘，下空窍堤[②]，闭塞不通，四支别离[③]。一阳少阳，少阳连肾，上至肺，外连脾胃，然其根本出于二阴。今二阴肾家寒虚，少阳不足，故二阴一阳病皆出于肾。肾与胆气皆寒虚，是以阴气客游于心脘下。阴气既盛于中脘，则所以行津液出营卫以灌渗四末者，皆空窍堤闭，不通矣。不通者，无阳则不通也。不通则四肢乃别离矣。此证近于单腹胀[④]而四肢如削者也。

一阴一阳代绝[⑤]，此阴至心，上下无常，出入不知，喉咽干燥[⑥]，病在土脾[⑦]。一阴之阴为作朔之阴，一阳之阳为生生之阳，二脉皆代绝，是阴不为阳根，阳不为阴生矣。两既失职，则所以为游部为独使者，皆无根之阴气也。心之下，自膻中至三焦，皆少阳生发，游行上下之位，二部之生气既无根，故阴气至心而上下无常，出入不知也。喉咽，胆之使，故干。脾土之冲和，亦赖肝胆之气，若脉皆代绝，以是乘脾，其为中气不

---

① 二阴二阳……颠疾为狂：语见《素问·阴阳类论》。
② 堤：堤坝，引申为闭塞。
③ 二阴一阳……四支别离：语见《素问·阴阳类论》。
④ 单腹胀：原作“丹腹胀”，据裘本改。
⑤ 代绝：指脉来动而中止。
⑥ 燥：原作“躁”，据《素问》原文改。
⑦ 一阴一阳……病在土脾：语出《素问·阴阳类论》。

续，中土衰败可知。

二阳三阴，至阴皆在，阴不过阳，阳气不能止阴，阴阳并绝，沉为血瘕，浮为脓胕[1]。二阳三阴本脾胃也，而复出至阴者，以明此三阴属手太阴肺，故分别言之。夫阳明居二阳，中州气盛，太阴脾常为之行气于三阴，而阳明亦自能达气于三阳，则手太阴肺常能为治节其间，是以阴阳和同，阳倡阴随，阴守阳中，阳指阴使。今二阳三阴至阴皆病，其病气皆见于其脉，则其象为阳浮而不能沉，阴沉而不能浮。是以阴不过阳，阳亦不能止阴，是阴阳离绝也。如是则沉伏于内者，有阴寒之病，血聚为瘕；浮显于外，有阳毒之病，壅成脓胕。旧文“沉为脓胕，浮为血瘕”，吴鹤皋[2]正之，宜从吴。

按：《内经》无并病之文。然阴阳不和，两戾相遇，势必相战，战有胜负，则其病更有所归，或归胜，或归负，病情有为主者，终非合病之条也。故另出言之，乃《内经》举一隅耳。此阴阳之错迕，脏腑之乘除，可不明辨之乎？

虚实第二

虚实者，百病之定体。何谓虚实？邪气盛则实，精气夺则虚[3]，所谓虚实，此二者而已。然而标本逆从之治，皆起于此，则不可无缓急有无之辨，以进求其详。

缓急者，察虚实之缓急也。无虚，急在邪气；多虚，急在正气。微实，虽治实而当固守根本；微虚，治必兼虚而防生不

① 二阳三阴……浮为脓胕：语出《素问·阴阳类论》。“沉为血瘕，浮为脓胕”，《素问》原文为“浮为血瘕，沉为脓胕”。胕，浮肿。

② 吴鹤皋：即吴昆（1551—1620），明代医家。字山甫，号鹤皋，又号参黄子。安徽歙县人。著有《黄帝内经素问吴注》等。

③ 邪气盛则实精气夺则虚：语见《素问·通评虚实论》。

测。有无者，察邪气之有无也。表里脏腑，邪有所居，求得其本而直取之，有为邪之实也；情欲伤内，劳倦伤外，非邪似邪，病在元气而明辨之，无为真之虚也。不知审此，以逆为从，以标作本，倾①人命矣。

虚有脉象。岐伯曰：气虚，肺虚也。气逆者，足寒也②。人之元本，主在元气，而元气之主在肺，故气虚则肺虚。肺虚，而一身之元气无不皆虚矣。虚则必气逆，而见其气逆者，足寒也。人之阴阳气皆起于足，若足寒，则阳不足而阴乘可知矣。凡虚宜以此为断也。

有重虚者。《经》曰：脉虚、上虚、心虚，是谓重虚③。脉虚者，不象阴也；气虚者，言无常也；尺虚者，行步恇然④。重虚，盖谓阴阳两虚，故引此条为两虚之榜样。其一在脉，而云不象阴者，脉出于阴分之营，营衰则神脱，神脱则不能如五脏应四时之象。其不应时而反应病，甚至不应病而又不应时，则全失其阴象矣，故曰不象阴也。其一在上，即谓肺虚。肺虚则气逆，恒见之上而脉气不定，故言无常。其一在尺，肾脉也。肾主骨，与精所以固肌肤之会、筋骸之束。今行步恇然，将根本倾拔⑤，不能立矣。占虚者，以此三事，则所谓虚尽此矣。

《内经》言：百病之生，皆有虚实，皆生于五脏，必皆见于

---

① 倾：害。

② 气虚……足寒也：语见《素问·通评虚实论》。

③ 脉虚……是谓重虚：语本《素问·通评虚实论》。原文为："脉虚、气虚、尺虚，是谓重虚"。

④ 脉虚者……行步恇（kuāng 筐）然：语出《素问·通评虚实论》。恇然，怯弱无力貌。

⑤ 倾拔：原作"倾拔"，据裘本改。

神、气、血、肉、志凡五者①。至于邪之入，亦即此五者，而诊其先后次第焉。凡根本虚实，与邪入虚实，从此辨治。故心藏神者也，若有余则笑不休，不足则悲；肺藏气也，有余则喘咳上气，不足则息利少气；肝藏血也，有余则怒，不足则恐；脾主肉，以为形也，有余则腹胀、泾溲不利，不足则四支不用；肾藏志也，有余则腹胀飧泄，不足则厥。此其有余，所谓邪气盛则实；此其不足，正气夺则虚。而凡风邪之猝入，亦必先犯此五者，而自其形层次第而入之。仲景分六经以治伤寒，禀此法也。其邪入之文，每曰邪气未并，五脏安定，邪客于形。在言神之章，曰洒淅起毫毛，未入经络，命曰神之微。夫心部于表，肾部于里，自神至肾所部，有表里之分。方邪客之洒淅起毫毛，则神先觉，是故命曰神之微。次则入皮肤，皮肤微病，犯肺之气矣，命曰气微泄。又次则邪入孙络，孙络外溢，犯肝之血，所谓动其荣矣，故曰经有留血。又次则邪犯肌肉，肌肉蠕动，此犯分肉之间，脾之所主矣，命曰微风。又次骨节，有动则邪入经而动骨节，惟志觉之，所谓动志也，邪入乃深矣。然所谓神先觉者，沧然凄然②，不快不乐之类；所谓气者，畏寒畏风之类；所谓血者，翕翕发热之类；所谓形者，转展疼痛之类；所谓志者，烦而不安之类。皆邪之次也。《内经》按次五层，以针法循次五治，岂非后世所谓表法解法耶？观其虚实，则五脏之有余不足如彼，循其治法，则形层之浅深，次第如此。后之治邪，思过半矣。

有相并之虚实。阴阳相倾，气血以并，气乱于卫，血逆于

---

① 百病之生……凡五者：此句及以下本段诸引文均语本《素问·调经论》。

② 沧然凄然：忧郁悲凉貌。

经，气血离居，一实一虚[①]。所以然者，血气喜温而恶寒，寒则留滞，温则消散，此相倾以并之因也。故气之所并为血虚，血之所并为气虚，是以有者为实，无者为虚。若血并于阴，气并于阳，故为惊狂。血并于阴，是重阴也；气并于阳，是重阳也。重阴者颠，重阳者狂，故为惊狂。血并于阳，气并于阴，乃为炅中[②]。阴在表则阴内虚，阳在里则阳内热，故为炅中。炅，热也。血并于上，气并于下，心烦惋[③]，善怒[④]。鬲[⑤]有上下，血并于上，则阴邪抑心，故烦惋；气并于下，则火动于肝，故善怒。血并于下，气并于上，乱而喜忘[⑥]。血并下则阴气不升，气并上则阳气不降，阴阳离散，故神乱而喜忘。血之与气并走于上，则为大厥，厥则暴死，气复反则生，不反则死[⑦]。盖相失者不相济，则为虚矣；俱输于上并者，为实矣。至夫气血并走于上，则上实下虚，下虚则阴脱，阴脱则根本离绝，下厥上竭，是为大厥，所以暴死。若气极而反，阴可渐回，一去不反，不能生矣。此相并之大概也。

有外感内伤之为虚实者。邪生于阳，得之风雨寒暑[⑧]，此生于外也，为外感。邪生于阴，得之饮食居处，阴阳喜怒[⑨]，

---

① 阴阳相倾……一实一虚：语出《素问·调经论》。

② 炅（jiǒng 迥）中：病证名，指一种内热证。王冰注："气并于阴，则阳气内盛，故为热中。炅，热也。"

③ 惋（mèn 闷）：通"悗"，郁闷。《素问·阳明脉解》："阳明厥则喘而惋，惋而恶人。"

④ 血并于上……善怒：语见《素问·调经论》。

⑤ 鬲：通"隔"。《汉书·五行志中》："鬲闭门户，毋得擅上。"

⑥ 血并于下……乱而喜忘：语见《素问·调经论》。

⑦ 血之与气……不反则死：语见《素问·调经论》。

⑧ 邪生于阳得之风雨寒暑：语出《素问·调经论》。

⑨ 邪生于阴……阴阳喜怒：语出《素问·调经论》。

此生于内也，为内伤。外感多有余，内伤多不足。然有内伤而致外感者，则虚中微实；外感而仍内伤者，则实处多虚。此中之虚实，当细辨。而外感亦自有虚实。如风雨伤人，客毛满络，极于分腠，其脉坚大，此则为实。而寒湿之伤人，必伤卫气，致皮肤不收而纵缓，肌肉坚紧而削瘦，荣涩脉中，卫去脉外，此则为虚。又如内伤之喜怒不节，则阴气上逆，上逆则阴虚于下，而阳邪凑之，此则为实。然实因于虚，则实为假实也。若夫喜则气下，悲则气消①，下与消则脉空虚。因寒饮食，寒气熏满，则血涩气去，此则为虚。此外感内伤之大概也。

有主乎虚实之大要者。其一在气。人之元气以充形而统血，故必气实而后形实，气虚而形虚矣。若形气相反，则偏实偏虚之病生矣。其一在谷气。谷盛气盛，谷虚气虚，所谓食入于阴，长气于阳者也。五脏六腑皆已受气，谷之谓矣。其一在脉。脉为血之府，脉实血实，脉虚血虚，常相应也。而时有反者，岐伯曰：气盛身寒，此谓反也；气虚身热，此谓反也②。夫气盛为热，虚为寒，今反寒反热，此阳内郁而阴外袭，阴内虚而邪外盛，皆形气之相逆，故谓之反也。又其反者，谷入多而气少，谷不入而气多，此前则二阳有余，三阴不足也，后则邪并肺胃也。又其反者，脉盛血少，脉小血多，前为阳实阴虚，后为阳虚阴实也。

有诊虚实之大气者。气充满于内，所谓气入实也；气漏泄

① 喜则气下悲则气消：语见《素问·举痛论》。
② 气盛身寒……此谓反也：语见《素问·刺志论》。

于中，所谓气出虚[①]也。气为阳，气实则阳实，必热也，气虚阳虚，必寒也。虚实寒热之见于气，可诊也。

五实五虚，以决死生。何谓五实？脉盛、皮热、腹胀、前后不通、闷瞀[②]是也。何谓五虚？脉细、皮寒、气少、前后泄利、饮食不入[③]，是谓五虚。备此皆死也。而有不死者，粥浆入胃，泄注止，则虚者活，身汗得后利，则实者活[④]，此其候也。

寒热顺逆第三

病之体以阴阳，病之势以寒热。而寒热本有由。然阳虚则外寒，阴虚则内热，阳盛则外热，阴盛则内寒。原阳受气于上焦，以温分肉皮肤，寒威卒袭之，而能使上焦不通，斯内阳无所出，而寒独留于外，此阳虚外寒也。劳倦形衰，则伤肝气，木郁而乘脾，致谷气不盛。谷气不盛，而上焦不行，下脘不通，则胃气热且留胸中，是脾不行而内热也，此阴虚生内热也。又情欲不节，五脏失守而伤精，精伤则水亏，此又阴虚之内热也。阳盛外热者，寒邪既壅上焦，则肌表固闭，卫气郁聚，能为外热，以其盛能格寒而为外热也，乃阴盛[⑤]内寒也。厥气上逆，寒留中焦，阳气乃去，其脉盛大以满，寒邪壅中，故脉盛大，滞而不行，故满，皆阴盛[⑥]所致，故阴盛生内寒[⑦]也。

---

① 气出虚：与前句“气入实”皆语出《素问·刺志论》。原文为：“夫实者，气入；虚者，气出。”

② 脉盛……闷瞀：语见《素问·玉机真脏论》。

③ 脉细……饮食不入：语见《素问·玉机真脏论》。

④ 粥浆入胃……实者活：语见《素问·玉机真脏论》。后利，指大便通畅。

⑤ 盛：原作“虚”，据裘本改。

⑥ 阴盛：原作“阴虚”，据裘本改。

⑦ 阴盛生内寒：原作“阴虚生内热”，据裘本改。

寒伤形，热伤气。气伤痛，形伤肿①。寒阴能伤血，故伤形；热阳能伤气，故伤气。气②无形，故伤之而病痛；血有形，故伤之而病肿。

阴胜则寒，阳胜则热，重寒则热，重热则寒，阴阳以不相胜为和平。阴胜是水袭而火灭，阳胜是火灼而水干。寒极则热，热极则寒。阴极则阳生，冬至是也；阳极则阴生，夏至是也。可知其旨也。

寒气③生浊，热气生清④。寒气生浊阴，热气生清阳，此其正也。乃清阳在下，则生飧泄。邪热不杀谷，完谷而出，是为飧泄。浊气在上则生䐜胀。浊邪实于膻中胆中，不能化气，是为䐜胀。所谓阴阳反作者也。

寒热相倾，有所以感之不同，有所以受之不同，则亦以其所感所受之多少而分焉。有为之热而烦满者，以其人阴气少，阳气胜，故阳邪入于阴分也。有寒从中生者，以其人正气素不行而多痹，是以阳气少而阴气多，营卫不能充达，故寒从中生，所谓寒痹也。有四肢逢风寒而如炙如火者，其人阴气虚，阳气盛，四肢之阳与外相得，而少水不能灭火，故阳独胜而止耳，是其如炙如火，当肉烁⑤也。更有奇者，前寒中为痹病，而更有身寒，汤火不能热，厚衣不能温，然不冻溧⑥者，以其人素恃以水为事，使太阳气衰，肾脂枯，不长骨髓，不充气，外内

---

① 寒伤形……形伤肿：语见《素问·阴阳应象大论》。

② 气：原作“氛”，误，据文义改。

③ 寒气：原作“寒热”，据《素问》原文改。

④ 寒气生浊热气生清：语见《素问·阴阳应象大论》。

⑤ 肉烁：病症名。指阳热亢盛，煎熬津液，肌肉消削者。烁，原作“铄”，据裘本改。

⑥ 溧（lì立）：寒冷。

皆涸，故令寒至骨。然肾一水既竭，肝心两火独存，是阴气已虚于内外，而浮阳独恃于中，虽寒而不冻溧[①]，成之为骨痹也。骨痹当挛节[②]也。至于病热而有所痛者，则以阳明入阴也。病热者，阳脉人迎，一盛少阳，二盛太阳，至三盛极于阳明矣。阳明盛极，必入于阴。夫阳入于阴，则阴与阳俱盛，是以病在头与腹，乃腹胀而头痛也。

有气厥而脏腑寒热皆能相移者，人气和则阴阳和，阴阳和则气血不至淖[③]与刚。至淖与刚，则阴阳不相入而相胜矣。所谓回则不转而气皆厥矣。故淖与淖、刚与刚遇，必致相移。相移者，相倾也。止一气厥而诸病生焉，故篇名《气厥》[④]。其移者，如下文所云也。

肾移寒于脾，壅肿少气[⑤]者，正所谓淖与淖也。肾中内蕴真火，不惟能温寒水，而亦能为土母，使化物，所谓命门真火也。今止存寒水之气，反传所胜，侵汩[⑥]脾土，是脾土亦久失温燥之气矣，故壅肿少气。盖寒盛则阳虚，无以化气也。

脾移寒于肝，痈肿筋挛。肝之木温达而能疏脾也。然木食采于土，亦赖中州之养。今中土寒胜土，则失其震发，则筋寒，故为拘挛。

肝移寒于心，狂、膈中。心藏神，而其为受生于肝，是肝之藏荣，为心之荣矣。今乃受其寒逆，则荣与神俱失，是以乱

---

① 冻溧：原作“冻栗”，据裘本改。

② 挛节：病症名。指骨节拘挛，为骨痹的外症之一。

③ 淖（nào 闹）：柔弱。

④ 《气厥》：指《素问·气厥论》。以下寒热相移之诸条引文均语出《素问·气厥论》。

⑤ 肾移寒于脾壅肿少气：《素问》原文为：“肾移寒于肝，痈肿少气。”

⑥ 汩（gǔ 股）：扰乱。

而为狂。且心主血脉，为阴抑而不行，则将壅于膻中，是为屯膏[①]，故膈[②]中也。

心移寒于肺，肺消。肺消者，饮一溲二，死不治。肺主气而通调水道，其能调之有制者，赖温气以行之也。故《内经》曰：肺之合，皮也，其主心也[③]。岂非心时与以温气而为之主，以润燥金者耶？今心火不足，不惟不能温养肺金，而移之以寒，寒与金化则金冷矣。金冷则气沉降而不得升，下有沟渎，而上无雨露，是以饮一溲二也，是肺气以下而枯索[④]矣。是谓肺消死不治。夫心肺主膻中[⑤]，为君相之尊，神明之辅佐，而两寒失志，岂特本源日竭，门户失守而已哉？

肺移寒于肾，谓之涌水[⑥]。涌水者，水气客于大肠，如囊裹浆也。形寒饮冷，肺气不足，则肺寒；母病传子，则寒可移于肾。肾寒水，而以寒济寒，故水气不升而为涌。涌不于肾，而客于大肠，大肠为肺之下流，归于府也，如囊裹不能散也。

寒可移，热亦可移，所谓以刚乘刚，阳气破散也。乃脾移热于肝，则为惊衄。脾移热于肝，能反传所胜，此土燥木枯，热之甚也。肝不足，病主惊骇。今土燥伤木，以伤其藏血，故主惊，又主衄也。

---

① 屯膏：语见《周易·屯》："九五，屯其膏。"屯，吝啬；膏，恩泽。后引申为"恩泽不施于下"之意。

② 膈：原作"隔"，据上文改。

③ 肺之合……其主心也：语见《素问·五脏生成论》。

④ 枯索：枯萎、枯槁。

⑤ 膻中：原作"胆中"，据裘本改。

⑥ 涌水：古病名。语出《素问·气厥论》，指水邪流于胃肠，上及肺部之病患，症见行走时肠鸣，喘不得平卧者。

肝移热于心，则死。肝藏血，而以热，是肝枯不能贡荣于心也。今乃以风热相移，则心荣亦枯。而木火相燔，是肾水之所能救者，惟君火自焚而已，故死也。

心移热于肺，传为鬲消。肺本燥金，心复以热移之，是火燥相即也，因而鬲上焦烦，饮水多而善消也。上文肺消因于寒①，今言鬲消因于热，可见消有阴阳，不可不辨。

肺移热于肾，传为柔痓。肾主骨，为作强之官。肺以热移之，则肾亦热，精必铄而骨酸②，是精无裨③，故为柔痓。

肾移热于脾，传为虚，肠澼，死不可治。肾移热于脾者，阴火上炎也，邪热在下，真阴亏损，而上挟热侮脾，是阴虚反克，水土俱败，故为肠澼。传为虚者，本其始传已虚，而又淫热伤脾，何不败之有？

胞移热于膀胱，则癃、溺血。胞，子宫也。男为精海，女为血室。命门火盛，则胞宫移热于膀胱，故小便不利为癃，甚则溺血。盖相火妄动，逆而不通，多患此也。

膀胱移热于小肠，鬲肠不便④，上为口糜。膀胱之热不解，则移于小肠，小肠之经循咽下鬲，故受热为鬲肠不便。如是则否⑤塞不通，壅遏于经，上侵咽颊，为口糜也。

小肠移热于大肠，为虙瘕⑥，为沉。小肠之热下行，则移于大肠，将下焦之滞热不散，必留郁于曲折之处，是为虙瘕。

---

① 因于寒：原作“此因于寒”，据裘本改。

② 精必铄而骨酸：原作“精必铄而酸”，据裘本改。

③ 裨：添补。

④ 鬲肠不便：指热邪闭塞肠道，大便不通。

⑤ 否（pǐ 脾）：通“痞”。指胸腹间闷胀不舒的一种自觉症状。《素问·五常政大论》：“心下否痛。”

⑥ 虙瘕（fújiǎ 伏假）：指瘕块沉伏在内。虙，古韵通“伏”。

沉，沉而在下也。

大肠移热于胃，善食而瘦，又谓之食㑊[①]。大肠移热于胃，燥热上行也，故善消谷。阳明主肌肉，今阳明燥热，故瘦，所以谓之食㑊。

胃移热于胆，亦曰食㑊。胆以少阳和气游行三焦，为胃腐熟水谷，乃阳明本经热盛，反移热于胆，此木火正尔合邪，岂生脾土？故亦当善食而瘦，为食㑊也。

胆移热于脑，则辛頞[②]鼻渊。鼻渊者，浊涕下不止也。辛頞者，下时[③]頞酸。乃下也，传为衄衊[④]瞑目。胆以其经上抵头角。脑者，玄珠之府，肾之精也。少阳连肾，故其热随冲督并其经入脑，而脑不胜，则辛頞。辣气先在额户，乃有浊涕注下，或浊黄水下，皆鼻渊也。热而不止，则传为衄衊瞑目矣。凡此以上寒热数条，皆得之气厥也。

凡阴阳之胜，各有见证。阳胜身热，腠理闭，喘粗为之俯仰，汗不出而热，齿干以烦冤，腹满死。阴胜身寒，汗出常清，数栗厥，厥至腹满死[⑤]。阳邪作实，内外皆邪，是为阴绝，故死，所谓五实。阴寒用事，而至腹满，又为阴邪作实，内外皆阴，是为阳绝，故死。诸证而至腹满，则阳明亦绝，无复能支者，故皆死也。

诸病皆有逆顺，察病必先于此，不可不知也。岐伯曰：腹

---

① 食㑊（yì 义）：病名。症状为能吃善食，而身体消瘦无力。
② 辛頞（è 恶）：指鼻梁处有辛辣的感觉。頞，鼻梁凹陷处。
③ 下时：指鼻涕流下。
④ 衊（miè 灭）：作“鼻血”解，与“衄”义同。
⑤ 阳胜身热……腹满死：语出《素问·阴阳应象大论》。

胀身热，脉大，是一逆也[①]。身热脉大，邪盛于外也，而加以腹胀，是表里之邪充塞矣，即上章所谓腹满死者也。

腹鸣而满，四肢清，泄，其脉大，是二逆也。腹鸣且满，四肢清兼泄，阴证备矣。脉不宜大而大，格阳也，是为二逆。

衄而不止[②]，脉大，是三逆也。鼻衄在阴，脉大为阳，阳实阴虚，是为三逆。

咳且溲血脱形，其脉小劲，是四逆也。咳，溲血脱形，正气已衰，脉而动急，邪气仍在，邪正不相当也，是谓四逆。

咳，脱形身热，脉小以疾，五逆。脱形身热，真阴已亏，而火犹不清，其脉细小疾数，邪盛正衰之候，五逆。

其腹大胀，四末清脱，泄甚，一逆也。腹大胀者，最忌中虚，见四肢清脱又泄甚，是脾元已败，阳气去也。此一逆。

腹胀便血，其脉大时绝，二逆也。胀与便血，阴病也，脉大时绝，孤阳将脱也。此二逆。

咳，溲血，形肉脱，脉搏，三逆也。咳而溲血，气血俱病；形肉脱，败在脾；搏者，真脏见也，败在胃气。此三逆。

呕血，胸满引背，脉大而疾，四逆也。呕血，胸满引背，脏气连于背也，脉见细小，尚留阴在，及大而疾，真元已亏矣。

咳呕腹胀，且飧泄，其脉绝，是五逆也。如是者，不及一时[③]而死矣。上为呕咳，中为腹满，下为飧泄，三焦俱病，而脉至于绝者，有邪无正也。工不察此，是为逆治。

---

① 腹胀身热……一逆也：语见《灵枢·玉版》。以下本节阴阳逆顺诸条引文均出《灵枢·玉版》。

② 衄而不止：《灵枢》原文作“衄血不止”。

③ 一时：此指一日。犹“一旦”“一朝”。

风寒邪气热病第四

【风】八风得其正则无邪，唯不得其正，则为邪气，而能中于人。然其中者，亦各以四时之胜气而袭之，故春胜长夏，长夏胜冬。以所胜入之，要亦有随时随脏而为病者，以内气不守，外疾得入也。故春气病在头，夏气病在脏。在脏者，心通夏气，为诸脏之主，故病在脏。秋气病在肩背，冬气病在四肢。唯病在头，故春善鼽衄；夏邪通心，故善病胸胁；长夏犯脾，土气动扰，积风为寒，故善病洞泄、寒中；秋，暑汗不出而风袭肤腠，故善病风疟；冬，寒邪犯四肢，故善病痹厥。原其然者，人身之精，真阴也，为元气之本。唯冬能藏精，则根本内实而邪不易犯，虽夏之暑邪，得汗出而邪不入。若冬不藏精，与夏暑汗不出，则两失其疏泄闭藏之道，则春当病温，秋必风疟，所以随时随脏而病也。此风邪所犯之由也。

风善行而数变[①]，苟一袭于人，则所伤为病，变态不一，是以或为寒热，或为热中，或为寒中，或为疠风[②]，或为偏枯，病虽异名，皆风之变。为寒热者，风藏皮肤之间，内不得通，外不得泄，又善行数变，俟腠理开，则卫失守而洒然寒，玄府闭，则阳内壅而热烦闷，此所以为寒热也。其寒则能衰饮食，其热则能消肌肉，至使怢栗[③]不食，此寒热交作之剧也。其为寒中热中者，风与阳明入胃，胃居中焦，其脉上行至目内眦。其人肥，邪不得出，留为热中而目黄；其人瘦，则外泄而寒，则为寒中，此其所也。风气与太阳俱入，行诸脉俞，散行分肉

---

① 风善行而数变：语见《素问·风论》。自“风善行而数变”至“此风所部而受病不同也”所引诸条文均语出《素问·风论》。

② 疠风：原作“厉风”，据《素问》原文改。

③ 怢栗（tūlì 突利）：王冰注：“卒振寒貌。”

之间，与卫相干，故能使肌肉愤䐜①而有疡，气凝不行，又能使肉有不仁也。至夫疠者，营气②热胕，其气不清，故能使鼻柱坏而色败，皮肤疡溃，客于脉而不去，名曰疠风，则风之入深矣。若风中五脏六腑之俞，则亦各入其门户，随俞左右而偏中之，则为偏风。以至循风府而上入脑户，则为脑风。酒饮后，玄府易开而中之，汗漏不止，则为漏风。入房汗出，内耗其精而中之，则为内风。新沐而中之，则为首风。风不散，传变而入，则为肠风。热则下血，寒则飧泄，且在腠理则汗泄不止，亦为泄风。自风气循风府而上，至此凡七种③，所以明其或为风也。

风入五脏，变为诸症，其受病形状各有不同。肺受风之状，多汗恶风而色皏④然白。凡伤风必恶风，其多汗者，风开腠理也，凡风入而伤皆然。皏，微白貌，肺色也。肺变动为咳，为风所迫，必短气，昼日差，暮则甚。昼犹与卫气相和，暮则与阴入内，故甚也。其诊在眉上色白。心风之状，受风则多汗，恶风而焦绝，善怒赫⑤，赤色者，风木心火相薄，木火交炽，神志溃乱，故或为善怒赫，色赤。甚则言不可快，心病则舌本强，且心和则能知味，故诊在口也。肝受风则多汗恶风，善悲，色微苍，嗌干。善悲者，肝为风，而风反胜之，则内气不胜，故善悲。动其本气，故又善怒。时憎女子者，阴器强则好色，病则妒阴也。目为肝之官，故诊在目下。

① 愤䐜：原作“慎䐜”，据裘本改。

② 营气：原作“察气”，据裘本改。

③ 凡七种：《素问·风论》中列脑风、目风、漏风、内风、首风、肠风、泄风七种，孙本缺“目风”，多一“偏风”。

④ 皏（pěng 捧）：浅白色。

⑤ 赫：忿怒。《素问》原文为“吓”。

脾受风则多汗恶风，而身体怠惰，四肢不欲动。脾为风木克也，色微黄，黄为上不嗜食，风胜土疏，不能化也。鼻为面王，故以此诊。肾受风则“多汗恶风，面痝然①浮肿，脊痛不能正立”。邪入肾，挟水气上升，故面浮肿；在其部，故脊痛不能正立也；炲②气见，肾枯也；隐曲不利，肾气伤也。诊在肌上，水挟风行，又乘土也。此五脏受风不同，病由以异也。

而诸证又有异焉者。首风之状，头面多汗，恶风。先风一日则病甚，头痛不可以出内③，至其风日则少愈。因沐中风，则中于头面，故多汗恶风；首风止作无时，故凡于风气将发，必先一日而甚；头痛以阳性先而速也，先至必先衰，故次日少愈。漏风之状，常多汗，不可单衣，食则汗出。风邪挟酒，则阳气散越，故多汗；阳胜则身热恶寒，故不可单衣；食长阳气，故食则汗出；甚则阳独盛于上，故喘息；汗出不止，故衣濡；阳盛阴虚，所以口干善渴，身不能劳也。泄风之状，表既不固，而汗出如渍；津涸，故口干；液涸血虚，故不能劳而身尽痛；且汗多亡阳，故令人寒也。此风所部而受病不同也。

风为百病之长④。其中于人，治必当早，迟则传入不已，以至于死。盖其所以传者，皆不早治者也。当风寒客于人，使人毫毛毕直，皮肤闭而为热，是时当汗，可发而已。即或痹不仁、肿痛，可汤熨及火灸、刺。而弗治病入，遂舍于肺，以风

---

① 痝（máng 芒）然：臃肿貌。痝，王冰注：“言肿起也。”

② 炲（tái 台）：同“炱”。烟气凝积而成的黑灰，即烟尘。

③ 不可以出内：不能出于室外。

④ 风为百病之长：语见《素问·玉机真脏论》。自“风为百病之长”至“此病之次也”诸条引文均出《素问·玉机真脏论》。

寒自表入里，必先于肺，其风寒闭于此而不行，故名肺痹。发咳上气者，变之为咳而喘急也。此尚在可发之时。弗治即传之于肝，从所克也，亦曰肝痹。以肝气厥而上逆，故胁痛且厥；而犯胃，故出食。可按若刺，是可治也。弗治再传之脾，为肝木乘土，风热入脾，病名脾痹。其在内则中热烦心，外则肌体出黄，尚可按之药之浴之①，以解表里之风热。而弗治，脾又传之肾，名曰疝瘕。疝瘕，聚气而痛之名。少腹冤热而痛，出白。冤热，烦热也。邪聚下焦，溲出白浊，以热结不散，亏蚀真阴，如虫之吸血，故名曰蛊。此可及治也。弗治，肾传之心，则筋脉相引而急，病名曰瘛。为心主血脉，心病则血燥，筋脉相引则手足挛掣，是以名瘛。然邪气至心，其病已极，使天干一周，五脏气皆息，故死。此病之次也。

有病痝然如有水状，切其脉大紧，身无痛者，形不瘦，不能食，食少，此病在肾，名为肾风②。如有水状，谓痝然浮肿，似水而非也；脉大者，阴虚也；脉紧者，寒气也；身无痛，形不瘦者，邪气在脏，不在表也；肾邪反克脾，故不能食。此肾既克脾，势必至犯心，犯心则神气失守者，故善惊。惊而心气痿弱，不能复者，水火俱困，故死矣。

有内伤而适与风邪会，因加而发者，不离屏蔽而病，此皆尝③有所伤。或伤湿，留于分肉血脉；或堕恐，恶血留而不去；或卒然喜怒不节，则气有所逆；或饮食失宜，则内有所伤；或寒温不时，致腠理闭而卫气不通，其开而冒露于风寒，则邪在

① 按之药之浴之：原作“按药之浴之”，据《素问》原文改。
② 有病痝然……名为肾风：语出《素问·奇病论》。
③ 尝：裘本作“常”，义胜。

前，风寒继之，二者相值①，则血气凝结，故为寒痹。其或有因热而汗出受风者，虽非外感之贼风，邪气因加而发，所谓合邪也。

邪气伤人，各有所入，要归于三部。三部之气各不同，或起于阴，或起于阳。喜怒不节则伤脏，脏伤病起于阴。清湿袭虚则病起于下，风雨袭虚则病起于上。至于淫佚，不可胜数。然受病之始，止此三部，故风雨寒暑，不得虚，邪不能独伤人，两虚相得，乃客其形，是以气有定舍，因处为名，上下中分为三员②。

【寒】 按《内经·风门》③所述，病机委曲，详尽理宜，复有《寒门》以悉病源。今书止存《热病》一章，且以为热病者，皆伤寒之类④。以为"类伤寒"，则知前此有"正伤寒"，可知缘其所失三卷，则与《奇恒》六十首者而并失之。后人见仲景法与热病不合，而所以治寒者亦不止传经，盖仲景时必已见全书者。而叔和不察，遂以热病条冠仲景《伤寒》首，而以传经之法混乱诸条。由今于本经散见。有曰：气盛身寒，得之伤寒⑤。《风邪》篇⑥曰：中于面，则下阳明；中于项，则下太阳；中于颊，则下少阳。此岂在传经之例？岂谓风然而寒不然？仲景曰：太阳病，或已发热，或未发热，必恶寒体痛，呕逆，

---

① 相值：犹相遇。

② 风雨寒暑……分为三员：语本《灵枢·百病始生》。"上下中分为三员"《灵枢》原文作"上中下外分为三员"。

③ 内经风门：《内经》并无《风门》一章，而罗美认为原有此章，后世亡佚。下文《寒门》亦同。

④ 热病者皆伤寒之类：语见《素问·热论》。

⑤ 气盛身寒得之伤寒：语见《素问·刺志论》。

⑥ 风邪篇：《内经》无《风邪》篇，此处引文语见《灵枢·邪气脏腑病形》。

脉阴阳俱紧者，名曰伤寒[1]。此与气盛身寒，得之伤寒合符，岂非寒为阴邪不能即热？又寒令气逆，故体痛呕吐，以荣中寒，故脉阴阳俱紧。而又曰：一日太阳受之，脉若静者，为不传。二三日，阳明、少阳证不见者，为不传也[2]。观此则奈何以热病一条冠伤寒哉？叔和不能述仲景，而以己意混乱其文，引此条以压之，使后人不知《内经》之文亡而仲景补之之妙，岂非千载之罪人乎？

【热】　热病一门，帝问以为伤寒之类，其非谓伤寒止于热病，特帝以热起见，而问伤寒之变热者。盖六日遍六经者，热之势盛而易于入经者也。热病又不止伤寒，而伤寒为重，故首举六经传变之条。然伤寒变热，为有阳气，热虽甚，不死。此见伤寒之未变热，阴寒惨毒，不可言无事。况两感于寒，则表里阴阳俱受，必不免于死哉。后贤又有言两感不死而可以有治法者，此人内伤极重，适与外感寒会，故如是耳，然亦危矣。若真两感，故无治法也。

有热胜而阴虚，正气虚不能胜热者，病亦死。《内经》曰：有病温，汗出辄复热，而脉躁疾不为汗衰，狂言不能食，病名阴阳交，交者死也[3]。阴气不守，而阳邪入之，则阴已散越，故曰阴阳交。又有汗出复热，不能食，脉躁盛狂，言此亦死。盖汗生于谷，谷生于精，今邪气争而得汗，是精胜也；精胜当能食，而不复热，乃辄复热者，邪胜也；邪胜不能食，是精无裨也。如是而脉躁盛狂言，是精无裨而不胜其病，失志故狂言。

---

① 太阳病……名曰伤寒：语见《伤寒论·太阳病脉症并治上》第3条。

② 一日太阳……不传也：语见《伤寒论·太阳病脉症并治上》第4、5条。

③ 有病温……交者死也：语出《素问·评热病论》。

所谓见三死而不见一生[①]，何以生耶？

热病而脉色相胜，见真阴不守，病若两感者，亦必死，为其无内也。《内经》曰：太阳之脉，色荣颧骨[②]，热病也，荣未交[③]。其荣颧者，太阳热，赤色当见于颧；而荣未交，以伤卫而未及于荣。其时若与厥阴脉争见者，死期不过三日。所以然者，太阳之脉浮，厥阴之脉弦而细。以病言，太阳为头痛，腰脊强，厥阴为烦满囊缩，今以太阳热病与厥阴争见，此阴阳俱病。夫六经热病之序，始太阳，终厥阴，今始终争见，当不及期矣。

热病内连肾，外见少阳之脉色。少阳之脉，色荣颊前，此热病也。荣未交，可得汗而已。若与少阴脉争见者，死期不过三日[④]。热病连肾，本经连肾也。其热之脉色荣颊前，本与以少阳汗可已，而独与少阴脉争见，夫少阳脉弦，少阴之脉沉微，与上条皆所谓阳病见阴脉也。厥阴作晦朔，少阴主里，二阴为阴之根柢，两阴脉见于热病，则真阴绝矣。阴绝不待行经尽三日者，半期也。

五脏热病，在经不已，而犯及脏，则脏病见。脏病见，遂有死期。如肝热病，小便先黄，腹痛多卧，身热[⑤]。厥阴之热，起于下焦，故小便先黄；上逆于腹，必致腹痛；筋弛故多卧；火生于木，故身热。此厥阴之在经者也。而不已，则邪入于脏，于是邪正相胜而争气，争于肝则肝气乱，故狂言而惊，以肝病

---

① 见三死而不见一生：语见《素问·评热病论》。

② 色荣颧骨：指赤色见于颧骨。

③ 太阳之脉……荣未交：语见《素问·刺热论》。

④ 热病内连肾……三日：语出《素问·刺热论》。

⑤ 肝热病……身热：语出《素问·刺热论》。

主惊骇也。肝脉布胁，故胁满痛。热极阳胜而淫于四末，故手足躁扰。其邪乘土犯胃，则胃不和而卧不安。此则肝病甚矣，庚辛[1]死者，邪进而胜正，败于克也。

心热病，则下脉厥而上，上则下脉虚，虚生脉痿，枢折挈，胫纵而不任地[2]。夫心为血养而不热，又主血脉。不热则心脉恬和，而得下交于足三阴。今心气热，则火独上炎，其下行于阴之脉皆逆于上，故下虚而生脉痿。凡四肢关节之处，其枢纽折而不能提挈，足胫[3]纵缓而不任地也。

脾热病者，先头重颊痛，烦心颜青[4]，欲呕身热[5]。脾热，热必上行，令阳明经之在头面者必先病，此头重颊痛也；烦心，脾热及胃及心也；颜青，木邪胜见，侵于阳明之部也；脾燥不运，则胃亦不和，故欲呕；身热，一身之肌肉热也。热至此，则热淫所胜而乘肾，故热争，则腰痛不可俛仰，腹满泄，两颔痛。土壅故满，协热故泄。两颔痛，阳明络也。若逆甚，甲乙死。

肺热病者，先淅然厥，起毫毛，恶风寒，舌上黄，身热[6]。肺主皮毛，热则畏寒，故畏风寒，起毫毛；肺络胃，中焦热入胃，故舌黄身热；至热甚而与脏气争，则气逆喘咳，痛走膺背，且不得太息；头痛不堪，盖喘逆在肺，则肺气不得下行，而三阳俱壅于上，故头痛不堪也。又汗出而寒，热邪在肺，皮毛不

---

① 庚辛：指庚辛日。五行中庚辛属金，金克木，故庚辛死。

② 心热病……不任地：语出《素问·痿论》。《素问》原文作“心气热，则下脉厥而上”。

③ 足胫：原作“足经”，误，据文义改。

④ 颜青：额部发青。

⑤ 脾热病者……欲呕身热：语见《素问·刺热论》。

⑥ 肺热病者……身热：语见《素问·刺热论》。

敛，故汗出寒也。

肾热病者，先腰痛胻[①]酸，苦渴欲饮，身热[②]。热至于肾，热深矣。水失其职，必先见其部，腰与胻，肾部也，无水故腰痛胻酸；热而虚，饮水自救，故苦渴欲饮；身热，阴烁而营热也。热争则头痛而强，胻寒且酸，足下热，不欲言；其逆则头痛员员淡淡然，戊己死。热争则及表之太阳，故头强痛；甚于里之少阴，故胻寒且酸，此酸复加以寒者，阴无气以充也；足下热，热起涌泉，水空之候也；不欲言，丹田之气不赡[③]也；员员淡淡，动摇无所依薄之貌，阴虚无气，伤及[④]心神也。

---

① 胻（héng 横）：足胫。《素问》原文为“骱”，王冰注：“骱与胻同。”

② 肾热病者……身热：语见《素问·刺热论》。

③ 赡：充足。

④ 及：原作“外”，据裘本改。

卷之四[①]

述病部下

厥逆痹病第五

【厥】　厥之有寒热者，阳气衰于下，则为寒厥，阴气衰于下，则为热厥[②]。人之阴阳元气皆起于下，故少阴之上，名为太阳，以真阳之生，本于阴也。太冲之地，名曰少阴，以真阴之归，根在肾也。夫阳气自上而下，今衰于下，是不下矣，不下是寒独治也。阴气自下而上，今衰于下，是不上矣，不上是阳独胜也。然阳胜而又必起于下者，足五趾[③]之表为三阳之所起，而足下、足心又为三阴之所聚。足心则少阴肾之涌泉也。阴气既衰而阳胜，阳乘阴位，故热厥必从足下也。凡人病阴虚者，足心必热，此其证也。寒厥起于足下，久必从五趾而上于膝者，以阴气起于五趾之里，集于膝下而聚于膝上，阳气衰则阴气胜，阳不胜阴，其厥反从阳分而上，故必超于五趾，而上寒至膝。然其寒也，非从外入，皆由内而生也。凡人病阳虚者，必手足多寒，皆从指端始，此其证也。顾二厥之成，溯其由，则皆以阴虚寒厥之故。以其人质壮，秋冬夺于所用，既于阴胜时多欲不休，以夺质中之精气，则精虚于下，而其气将取足于上，是以下气上争，上而不下，故不能复其阳气，于是气去则阳虚，

---

① 卷之四：此卷首孙从添提批："医学非极聪明者不能学，必十年方精妙通灵。"

② 阳气衰于下……热厥：语见《素问·厥论》。除特别指出之外，以下本节论"厥"所引诸条文均语出《素问·厥论》。

③ 趾：原作"指"，据裘本改。下同。

寒气因而上逆。又以精虚无火，不能固脾元，而气衰于中，中气不能渗荣其经络，于是阳气日损，阴气独在，故手足为之寒也。热厥之由，以酒入于胃而伤脾阴，脾阴伤则阳气入而精气竭，精气日竭，不能荣其四肢，而又数醉饱以入房，使气聚脾中而不得散，酒气谷气相搏，热盛于中，故热偏于身，内热而溺赤也。要此寒热二厥，一由恃壮夺于所用，故阳衰而为寒；一由数醉入房，故精竭而为热。唯其伤真元，乃有是病。后世不详，但以手足寒，或以脚气为厥者，大谬！今人多不知此证，而指为中风。夫风病多经络之受伤，厥逆由真精之内夺，若以风治厥，更谬之谬矣。

厥有腹满而暴不知人者，以阴气盛于上，则不守于下，而脾肾肝足三阴之气不化，故腹满胀。阳气盛于上，则下气并上而邪气逆，逆则阳气乱而神明失守，故暴不知人。

阴阳不从，则气逆而上，故手足十二经皆有寒热之厥。若巨阳之厥，肿首头重，足不能行，发为眴仆。太阳为阳之极盛，其根起于足少阴，其气必得阴而下行于足，令①虚则逆而上盛，故肿首头重；上逆则不能下行，故足不能行，而发为眴仆也。眴仆，目眩猝倒也。

阳明之厥，癫疾，欲走呼，腹满不得卧，面赤而热，妄见妄言。阳明乃气盛血多之经，令气胜其血，则阳邪实，阳邪实则神明乱，故癫疾走呼也。气盛不行而在腹，故腹满；胃逆，故不得卧；面赤而热，阳明脉在面也；妄见妄言，神明之乱，更甚于走呼矣。

少阳之厥，暴聋颊肿，胁痛，胻不可以运。少阳起于下，而

① 令：假使。

与厥阴之气并行，故其经和而无病。今少阳之厥，是相火上炎而无阴也。其脉入耳，故暴聋，脉下颊车，故颊肿，皆火症也。胁痛，其部气逆而不和也。胻不可以运，则少阳不能及下矣。

太阴之厥，腹满䐜胀，后不利①，不欲食，食则呕，不得卧。阴为阳根而阳为阴使。三阴不能副阳，则三阳厥；三阳不为阴使，则三阴亦厥。太阴虽阴盛，而常秉少阳之气以为和。令太阴独阴无阳而不能下行，则阴自上逆。脾既不运，胃气亦留而不行，故腹满䐜胀也。不能行气于三阴，则肾气亦不效用，故后不利也。不欲食者，中气壅也；食则呕者，气壅金逆也；不得卧者，胃不和则卧不安也。

少阴之厥，口干溺赤，腹满心痛。少阴兼水火阴阳二气，若失其所以涵藏，其气必偏发而上，故少阴恒兼寒热二厥，且又为十二经厥逆之主也。《经》曰：少阴不至者，厥也②。不至亦兼水火，今此厥者，阴虚火厥也。少阴脉循喉，故口干；与膀胱相络，故热入膀胱而溺赤；不为胃关而上行，故腹满；不贡精于心，而反上乘于心，故心痛。

厥阴之厥，少腹肿痛，腹胀，泾溲不利，好卧屈膝，阴缩肿，胻内热。厥阴，阴之绝尽而不绝者，为阳生也。今虚而为纯阴，则无气，是以当其部位少腹肿痛。纯阳结而不舒，故腹胀；不舒则下焦之气亦不化，故泾溲不利；肝主筋，筋无气，故足软好卧而屈膝；脉环阴器，故阴缩肿；当所过脉不行，故胻内热，盖郁则热也。

手太阴厥逆，虚满而咳，善呕沫。手太阴为元气之主，虚

① 后不利：指大便不通。

② 少阴不至者厥也：语见《素问·脉解》。

则不能治节，而苦气上逆，故虚满而咳。虚满者，上焦之满，虚而无实也，满则咳矣。善呕沫者，其脉循中焦胃口，逆则精不能散，故呕沫也。

手心主、少阴厥逆，心痛引喉，身热，死不可治。二经属火，为神明之府，血脉之主，今俱厥逆，则阴精无以承阳矣。阳独亢则自焚，故心痛也；其系皆上挟喉，故痛引喉也。身热者，血脉䐜胀也。心为脏腑之大主，逆之则死。

手太阳厥逆，耳聋，泣出，项不可以顾，腰不可以俯仰。小肠经为心之下流，属带脉之间，其气若逆，则必使其经俱逆。小肠经主目之内外眦，故泣出；又皆入耳，故耳聋；从缺盆循头，故项不可顾；小肠连睾丸属脊，故腰不可俯仰。

手阳明、少阳厥逆，发喉痹嗌肿，痓。手阳明为胃之下流，手少阳为胃之孔道，其气皆逆，必从其经上逆。大肠之脉上头贯颈，三焦之脉出缺盆上颈，故皆发喉痹嗌肿。痓，以致手臂肩背强直也。

有厥逆而为头痛，数唠不已者，以其人所犯大寒，内至骨髓，髓以脑为主，故寒逆而冱于脑，今头痛齿亦痛，是邪之逆于上也，故亦名厥逆。

有厥逆而病在太阴，盛在胃，颇[①]在肺者，其为痛，死不治。太阴脉细如发，而身热如炭，头膺如格，人迎躁盛，喘息气逆，一日数十溲[②]。夫太阴脉微细如发，而又一日数十溲，此脏气不足，中气不摄，溲便为之变也。乃热留在胃阳明，方盛见于人迎身膺，则如炭如烙，此为阳不入阴，故盛在胃。惟

① 颇：甚。

② 太阴脉细……数十溲：语出《素问·奇病论》。

阳不入阴，故太阴细微，喘息气逆，颇在肺也。欲泻其邪，则阴虚于里，欲补其虚，则阳实于外，所谓不表不里，阳证阴脉之类也，故死不可治。

有病膺肿颈痛，胸满腹胀，此厥逆也，治之须并其气而治之。肿痛满胀，皆在上中二焦，此为阴并于阳，下逆于上，正所谓厥逆也。治之之法，不可灸，以有余于上，灸之则以火济火，阳极乘阴，阴不能支，当失声为暗；亦不可石①，以阳并上则下虚，刺之则阳气去，上下俱虚，神失其守，故必为狂。惟俟其既逆之后，其气并而渐通，然后随其盛衰而调之，庶可无偏绝之患也。

【痹】　《内经》曰：病在阳曰风，病在阴曰痹②。故痹也者，风寒湿杂至，犯其经络之阴，合而为痹。痹者，闭也。三气杂至，壅闭经络，血气不行，故名为痹。以风胜者为行痹。行痹者，走注历节，疼痛之类也。寒气胜者为痛痹。以寒凝气聚，壅而不行，痛不可忍，所谓痛风也。湿气胜者为着痹。重着不移，或顽木不仁，多发于肌肉，湿从土化也。然而三气之合，有轻有重，故有或痛，或不痛，或不仁，或寒，或热，或燥，或湿之异。其痛者，寒多则血脉凝滞，故必为痛。其不痛不仁者，痛久入深，营卫行涩，经络时疏，则血气衰少，而滞逆亦少，故不痛。皮肤不荣，血气不至，故不仁。其寒者，其人阳气少而阴气多，与病相益，故寒。其热者，其人阳气多而阴气少，阳与病气胜，而阴不胜，故热。阳胜其阴，而阴不能荣，故燥。其逢湿之甚，与寒相感者，则阳少而阴盛，故多汗

---

① 石：即砭石，指针刺。

② 病在阳曰风病在阴曰痹：语见《灵枢·寿夭刚柔》。

而濡也。而其不痛者，则又有五痹：在于骨则重，在于脉则血凝而不流，在于筋则屈而不伸，在于肉则不仁，在于皮则寒。盖筋、皮、肉、血脉之间，得痹则气缓，故虽痹而不得为痛也。是以凡痹之类，逢寒则筋挛如虫缩，逢热则弛纵筋缓也。然痹之所由成，其风寒湿三气，每各以时而遇。冬气在骨，以冬遇为骨痹；春气在筋，以春遇为筋痹；夏气在脉，季夏气在肌，秋气在皮，皆以主时之气相遇而受。而皮、肉、筋、骨、脉又各有五脏之合，苟五者受而不去，则必内舍于其合，而五脏之痹起矣。

五脏痹者，皮、肉、筋、骨、脉痹，不已将复感于邪，而内舍五脏，遂为五脏之痹。

肺痹者，烦满喘呕[①]。痹既入脏，则脏气闭而不通，本气不能升举。肺职治节，痹则上焦不通，而胃气逆，故烦满，喘而呕也。

心痹者，脉不通，烦则心下鼓，暴上气而喘，嗌干善噫[②]，厥气上则恐。心合脉，而痹入之，则脉不通，不通则心气郁，故心下鼓暴。鼓暴则上气而喘也。嗌干善噫，以心脉起心中，上挟胃、挟咽也。厥气上则恐，心火衰而邪乘之，故神怯而恐也。

肝痹，夜卧则惊，多饮，数小便，上为引如怀[③]。肝藏魂，血和则魂安，令肝痹则气血两衰，故魂不归而多惊也；肝内热而脾不淫精于肝，故渴而多饮；肝热下乘膀胱，故数小便也。

---

① 肺痹者烦满喘呕：语出《素问·痹论》。除特别指出之外，本节以下所引论“痹”诸条文均出《素问·痹论》。

② 噫：嗳气。

③ 引如怀：腹满如怀孕状。

上为引如怀者，经络有气无血，故上下相引，而血不得赴[①]，若结于中，而如有所怀也。

脾痹，四肢懈惰，发咳呕汁，上为大塞。又《经》曰：太阴有余，病肉痹、寒中；不足，病脾痹[②]。四肢懈惰，则内痹之类也。脾痹者，本脏不足，不能散精，反上壅于肺，故发咳。上焦不通，故呕汁，甚则否塞，为大塞也。

肾痹，善胀，尻以代踵，脊以代头。善胀者，阳明之气下行，肾为胃之关，痹气在肾，肾气不行，是阳明逆也，故善胀。肾为作强之官，痹则足挛而不能伸，故尻代踵；身偻而不能直，故脊代头。

肠痹者，数饮而水出不得，中气喘争[③]，时发飧泄。肠痹兼大小而言，二肠病痹，则下焦之气热郁不化，故虽数饮而水不得出。水不出则本末俱病，故与中气喘争；其清浊不分，故时发飧泄。

胞痹者，少腹膀胱按之内痛，若沃以汤，涩于小便，上为清涕。胞，膀胱之胞也。气闭，故按之内痛。水闭不行，故畜热若沃汤，且小便涩也。太阳之脉从巅络脑，故上为清涕也。

凡七情过用，则亦能伤脏气而为痹，不必三气入舍于其合也。所以然者，阴气静则神藏，躁则消亡。故气不养而上逆喘息，则痹聚在肺；忧思过用，则痹聚在心；不谨而遗热阴茎以成淋，则痹聚在肾；用力不息而致乏竭，则痹聚在肝；营卫之气不行，以致肌绝，则痹聚在脾。盖七情过用，而淫气能聚而

① 赴：至，到达。

② 太阴有余……病脾痹：语见《素问·四时刺逆从论》。

③ 中气喘争：因水饮不化，上逆于肺引起的气喘病症。

为痹，以躁则消阴故也。其客于六腑者，亦以饮食居处为其病本，然后风寒中其俞，而内应之，是以循其俞，而各舍于其府也。诸痹惟风胜者易已，寒热留滞不已，亦益入内，不易行也。入脏者死，真阴已伤也。留连筋骨脂而痛久，邪深也；留皮肤者，易已，邪浅也。

十二经筋之病，肢转筋痛，皆曰痹者，缘其经筋在外，其病不及经隧之营气，故脏腑亦无涉焉。此惟风寒湿三气得以病之，故按为四季之痹，以见其所感之由。然而三阴手足之筋，皆内结于胸腹肓膜之间，其为病则有异焉。如足少阴筋主痫瘛及痉，足厥阴之阴器不用与不起不收，手厥阴之舌卷，手太阴之息贲、胁急、吐血，手少阴之伏梁、吐脓血，虽属筋痹病，而已动脏腑之气矣①。

诸痹不已，亦益入内而伤脏气。然有三阴三阳应之，而为有余不足者。有曰：厥阴有余，病阴痹；不足，病生热痹。滑则病狐风疝；涩则少腹积气②。涩与滑者，其脉之现于其部，而知其有余不足者也。厥阴位下焦而总诸筋，有余则为阴痹者，不壅而不升，则邪郁阴分，故病阴痹也。若不足则虚而生热，故病热痹也。其脉见滑，是邪有余也。病狐风疝，其疝如狐而数变如风也。疝在前阴少腹之间，肝气郁于此，正当其部，盖即阴痹也。其脉见涩，为气虚血滞，故邪气留止而为积聚，亦所谓热痹也。

少阴有余，病皮痹瘾疹；不足，病肺痹。滑则病肺风疝，涩则病积溲血。少阴为君火之气，有余则克金。肺合皮，故皮痹瘾

---

① 十二经筋……之气矣：此段文字可参阅《灵枢·经筋》。

② 厥阴有余……积气：语出《素问·四时刺逆从论》。以下文中所引诸经络痹条文均语出《素问·四时刺逆从论》。

疹；不足则不能温金，故病肺痹。若脉滑，则心火不胜水邪，使郁而实于肺，故病肺风疝。风则肺动，疝则肺聚也。脉涩则为心血不足，火收于内，而入胞络与小肠，故病积与溲血也。

太阴有余，病内痹寒中；不足，病脾痹[1]。滑则病脾风疝，涩则病积，心腹时痛。至阴为湿土之气，位处中焦，邪入之而有余，是湿壅于中。脾主肉，脾湿不运，故为肉痹中风；湿则阳明之火不能扬，故寒中；若不足，则脾自受之，故成脾痹，盖本气窒而不行也。脉滑者，水湿壅土，当为膜肿重坠之病，亦病在湿也。脉涩者，积而不运，满于中州，故心腹时满也。

阳明有余，病脉痹，身时热；不足，病心痹。滑则病心风疝，涩则病积时善惊。阳明为燥金之气，肺应之，而燥有余则伤及血脉，故病脉痹。燥伤阴则病内热，故身热。肺为心行脉者也，若不足则心脉反窒，故病心痹。脉滑者，风燥合邪而伤肺伤血，将心气抽掣而不得散，故病心风疝。涩则金擎敛而不舒，而脉为之不行。故病积善惊者，木侮金也。

太阳有余，病骨痹身重；不足，病肾痹。滑则病肾风疝，涩则善时巅疾。肾气应太阳，太阳之气有余，则浸淫及骨，故为骨痹。水邪盛则作强之官弛，故身重；不足，则本脏先受，故为肾痹。肾痹者，足缓脉缓，而精不固也。滑脉见，则太阳之风寒合邪，故病肾风疝也。涩则邪痹太阳经脉，当见有积。而又善时巅疾也者，阳气不通巅顶，故常风痛也。

少阳有余，病筋痹胁满；不足，病肝痹。滑则病肝风疝，涩则病积时筋急目痛。相火之气犯阴，则肝受之。若邪有余，则火风伤筋，故筋痹；部在胁肋，故胁满。不足，是肝脏本虚，

---

① 脾痹：原作“痹脾”，据《素问》原文乙正。

故成肝痹。肝痹者，肝气郁而血不荣筋之症也。脉滑为风热合邪，故病肝风疝。淫气聚筋，而寒热往来，抽掣相引者是也。涩则血滞，故病积。肝主筋而开窍于目，故筋急目痛。

以上六气，犯阴犯阳之痹症也。人身阴阳外应六气，则六气有时而内淫，亦因脏腑阴阳[1]之有余不足，而外邪得以留之。此于运气之外，又有所留为阴阳之痹也。脉滑为邪气有余，故留滞为风疝，风谓其动，疝谓其聚也。涩为本气不足，故不能胜邪而为积。疝与积，概指其聚，而积者非特前阴少腹之病也。

疟瘘咳病第六

【疟】　疟疾皆生于风，得之夏，伤于暑[2]。暑气舍于营，令人汗孔疏，腠理开，因得秋气，汗出遇风，及得之以浴。凄沧水寒，舍于皮肤之内，与卫气并居。卫气者，昼行阳，夜行阴，此气得阳而外出，得阴而内入，是以日作。作则阴阳上下交争，虚实相倾，故阳并于阴则阴实而阳虚，阳明虚则寒栗鼓颔，巨阳虚则腰背头颈痛，三阳俱虚则阴气胜，阴胜则骨寒而痛，以寒生于内，故中外皆寒。阴气逆极，则后出之阳，并于阳则阳胜，阳盛则外热，阴虚则内热，外内皆热则喘而渴，故欲冷饮也。有间日而作者，气之舍深，内薄于阴，阳气独发，阴邪内著，阴与阴争不得出，是以间日。其日晏[3]日早者，邪客于风府，循膂而下，其卫气一日一夜大会于风府，其明日，邪则日下一节，故作晏。二十五日下至骶骨，二十六日入于脊

---

① 阴阳：孙本、裘本俱作“除阳”，据文义改。

② 疟疾……伤于暑：语本《素问·疟论》。此条至“瘅疟”所引诸条文均语出《素问·疟论》。

③ 晏：迟、晚。

内，注于伏膂之下，其气复上行九日，出缺盆之中，其气日高，故作日早也。其间日作者，邪气内薄五脏，横连募原，道远气深，故其行迟而不得与卫皆出。唯卫气之所在，与邪气相合则病作。故不论日与间日，唯疟气随经络以内薄，必俟卫气应乃作，足以早晏随之也。其先寒后热者，遇夏气凄怆之水寒，寒者阴气也，秋伤于风，风者阳气也，先伤于寒而后伤于风，故先寒后热，名曰寒疟。其先热后寒者，先伤于风而后伤于寒，故先热后寒，名曰温疟。有但热不寒者，阴气先绝，阳气独发，则少气烦冤，手足热而欲呕，名曰瘅疟。其病之发，如火热，如风雨，不可当也。故《经》言毋刺熇熇①之热，毋刺浑浑之脉，毋刺漉漉之汗，以其病逆不可治也。唯当其未发，阴阳未并，因而调之，真气得安，邪气乃已。然疟亦有不必应暑者，其病异形，反四时也。以秋病者寒甚，以冬病者寒不甚，以春病者恶风，以夏病者多汗，以四时之气，寒热各有相反，皆能为疟也。

温疟者，得之冬中于风，寒气藏骨髓之中，至春而阳气大发，邪气不能自出"，因遇大暑，腠理发泄，兼有用力，邪乃与汗皆出。斯时"阴虚阳盛，阳盛则热矣，衰则气复反入②，入则阳虚，阳虚则寒矣，故温。温疟，先热后寒也。

瘅疟者，肺素有热气盛于身，厥逆上冲，因有所用力，腠理开，风寒入舍之，阳气盛而不衰，其气不及于阴，故但热不寒，气内藏于心，而外合分肉之间，令人销铄③肌肉，故为瘅疟也。

---

① 熇（hè 贺）熇：火势旺盛貌。
② 入：孙本、裘本俱作"人"，据《素问》原文改。
③ 销铄：《素问》原文作"消烁"。

疟之所发，六经皆有见疟。

足太阳之疟，腰痛头重，寒从背起，先寒后热，熇熇暍焰然，热止汗出，难已①。邪在三阳，盛于表，汗不易收，故曰难也。

足少阳之疟，身体懈㑊，寒不甚，热不甚，恶见人，见人心惕惕然，热多汗出甚。懈㑊，谓倦甚，不耐烦劳。不甚寒热者，病在半表里也。惕惕，邪在胆而怯也。少阳主木火，故并多于寒且汗出甚。

足阳明之疟，先寒洒淅，寒甚久乃热，热去汗出，喜见日月光火，气乃快然。阳明热盛之府，而寒反胜之，故先寒；久乃热，热去则邪衰，故汗出。喜见日月火者，阳明而受阴邪，故喜暖也。

足太阴之疟，不乐，好太息，不嗜食，多寒热汗出，病至则善呕，呕已乃衰。脾喜乐，病则否，上焦痞塞，故好太息而不嗜食。太阴主里，邪不易解，故多寒热而汗出。脾病及胃，故病至善呕，呕已乃衰。

足少阴之疟，呕吐甚，多寒热，热多寒少，欲闭户牖而处，其病难已。少阴主里，病则阴邪上冲，故呕吐甚。肾病见阴虚，阴虚则热多寒少，在阴则欲闭户牖而处。

足厥阴之疟，腹痛，少腹满，小便不利如癃状，意恐惧，气不足，腹中悒悒。厥阴环阴器，抵少腹，布胁肋，故为腰腹小便之病。凡小水不利，为癃、如癃状者，病不在水，而在邪气之陷，急欲数便也。肝气不足则恐惧。悒悒者，不畅之貌。

---

① 足太阳之疟……难已：语出《素问·刺疟》。此条至以下所引六经疟、五脏疟诸条均出《素问·刺疟》。

疟邪之深，亦能为五脏疟。

肺疟者，令人心寒，寒甚热，热间善惊，如有所见。肺为心之盖，邪寒乘所不胜，故令人心寒；寒甚复热，心气受伤，故善惊而有所见。

心疟者，烦心甚，欲得清水，反寒多不甚热。疟邪在心，故烦心，欲得水以解也。心本阳脏，为邪所居则阳虚阴盛，故反寒多不甚热。

肝疟者，色苍苍然，善太息，其状若死。苍，肝色也。肝郁则气逆，故太息；木病则强，故状若死。

脾疟者，令人寒，腹中痛，热则肠中鸣鸣也，汗出。脾至阴而疟邪居之，故令人寒而腹痛；寒已而热，则脾气行，故腹中鸣鸣也；热则阳气外达，故汗出而解也。

肾疟者，洒洒然，腰脊痛宛转，大便难，目眩眩然，手足寒。洒洒，寒栗貌。肾脉背脊，开窍于二阴，故腰脊痛而大便难也。眩眩，视不明貌，水亏也。手足寒，阴之厥也。

胃疟者，善饥而不能食，食而支满腹大。胃为六腑之长，故独言之。邪在阳明，则胃痛。及脾，故善饥而不能食，支满腹大也。

凡治疟，先发如食顷①，过之则失时②也。

【痿】　痿为五脏皆有之症，热伤血脉，则皆能发为皮、毛、血脉、肌肉、骨髓之痿。然其证必以肺为主。肺为一身元气之主，而职行治节，苟金清而气行，则一身之皮、血、筋、肉、骨皆得其宜，何痿之有？唯邪热乘金，肺先受克，则肺热

---

① 先发如食顷：在疟疾发作前约一顿饭的时间进行针刺治疗。

② 失时：失去时机。

叶焦，征之于外，则为皮毛虚弱，急痹而著，是则热邪伤肺，必及于筋、脉、肉、骨，而痛生痿躄也。而其所以得之者，以肺为脏之长，为心之盖，凡一应烦劳，房室伤精，必至伤气，伤气则唯肺受之，且心火上乘，肺气虚而受乘于火，则金病而发为喘鸣。金失肃清，火留不去，故肺热叶焦。五脏因肺热自病，而气不得行，故发为痿躄也。然痿以肺为主，而《经》论治痿独取阳明[①]者，何也？盖阳明为肺之母，而为五脏六腑之海，主润宗筋，宗筋主束骨而利机关。又冲脉为十二经之海，主渗灌溪谷，与阳明合于宗筋，而阳明为之长，皆属于带脉，而络于督[②]脉。唯其阳明虚，则宗筋弛，故致足痿不用。是以欲除肺热，必先除阳明之热而养其阴，调其虚实，和其逆从，则病自已矣。

五脏痿症，自肺热叶焦，皮薄着[③]而下，有脉痿、肉痿、筋痿、骨痿之不一。脉痿者，心气热，则脉下厥而上，枢折挈[④]，胫纵不任地；又得之悲哀太甚，阳气内动，则心下崩，数血溲。肉痿者，胃干而渴，肌肉不仁；又渐于湿，而有所留，亦痹而不仁。筋痿者，筋膜干，筋急而挛；又入房太甚，宗筋弛纵，亦发筋痿，及为白淫[⑤]。骨痿者，肾气热，骨枯而髓减，腰脊不举；及远行劳倦，阳气内伐，则足不任身。以五痿者，必外征之于色，肺热色白而毛败，心热色赤而络脉溢，肝热色

---

① 治痿独取阳明：语见《素问·痿论》。本节论“痿”所引诸条文均出《素问·痿论》。

② 督：原作“背”，据裘本改。

③ 肺热叶焦皮薄着：《素问·痿论》原文为：“肺热叶焦，则皮毛虚弱急薄，著则生痿躄也。”着，同“著”，甚也。

④ 枢折挈：关节如折，不能提挈。

⑤ 白淫：指男子淋浊、女子带下之类的病症。

苍而爪枯，脾热色黄而肉蠕动，肾热色黑而齿槁。

【咳】 咳之一症，《内经》以皮毛为肺之合①，皮毛受邪，入而从其合。又内则寒饮食入胃从肺，上至于肺则肺寒，肺寒则内外合邪，因而客之②，则为咳。然肺为五脏之华盖，五脏各以时受病，虽非肺之所受，而皆能各传以与之，故五脏时盛于寒，邪气虽微，必传于肺而为咳。咳之则六腑所受之。是以五脏六腑皆有咳，而肺咳乃兼有五脏六腑之证也。

肺咳者，咳而喘息有音，甚则吐血③。肺主气而司呼吸，故病则喘息有音。唾血者，随咳而出，其病在肺，与呕血不同④。

心咳者，咳则心痛，喉中介介然如梗状，甚则嗌肿喉痹。本经既病，上挟于咽，故喉中妨碍而梗介，甚则为肿痹也。

肝咳者，咳则两胁下痛，甚则不可以转，转则两胠下满。咳在肺，而肝部本经之病仍见，故名肝咳。肝脉布胁肋，故胁下痛不可转，转则气逆，而胠下满也。

脾咳者，咳则右胁下痛，阴阴⑤引肩背，甚则不可以动，动则咳剧。痛引肩背者，脉从胃别上鬲也；阴土之气应坤而出于西南，故右胁下痛也；动则咳剧者，脾喜静而不欲动也。

肾咳者，咳则腰背相引而痛，甚则咳涎。腰背相引，肾脉贯脊也；肾主涎而脉循喉咙，故甚则咳涎。

五脏之咳，更能移于六腑。脾咳不已，则胃受之，咳而呕，

---

① 皮毛为肺之合：语本《素问·咳论》。

② 上至于肺……因而客之：语出《素问·咳论》。本节论“咳”所引诸条文均出《素问·咳论》。

③ 吐血：《素问》原文为“唾血”。

④ 与呕血不同：孙本、裘本均作“呕与血不同”，据文义乙正。

⑤ 阴阴：隐隐。

呕甚则长虫出。胃受脾邪而不能客，必气逆作呕。长虫，蛔也，呕甚则虫随气上也。肝咳不已，则胆受之，咳呕苦汁[1]。肺咳不已，则大肠受之，咳而遗屎。心咳不已，则小肠受之，咳而失气[2]，与咳俱失。肾咳不已，则膀胱受之，咳而遗溺。久咳不已，则三焦受之，咳而腹满，不欲饮食。咳而不已，则上中下三焦俱病，出纳升降皆失其宜，故腹满不能饮食。此皆聚于胃，关于肺，使人多涕唾而面浮肿，气逆也。聚胃关肺者，胃为五脏六腑之本，肺为皮毛之合，自外自内，皆不能去此二脏也。阳明脉起于鼻，会于面，肺亦开窍于鼻而主气，故使人多涕吐而面浮肿，又气逆也。然《内经》之咳，皆谓风寒伤皮毛，寒饮食伤胃传肺，使肺寒而内外合邪。又五脏非时受邪，亦能传以与之。诸条皆以外邪伤肺传肺而咳，则凡五脏内伤，非待之热而火上炎，亦必传于肺无疑矣。又肾水与肺金为子母，则病每相关为本末，于是有寒热水火两证。如肾火虚水泛，则侮肺溢肺而为寒痰上壅之咳；肾水虚火沸，则挟肝刑金而为肺痿喉喑[3]之咳。他若龙火起，肝挟心火上逆而咳；脾气不运，上焦不通而咳；胃受饮食之火，上通于咽而咳，以火移肺而咳。此又五脏非时之热能移于肺之咳，其发亦兼五脏之见症，与风邪不殊，不可不察也。治之之法，自表入者，宜辛温发散。自内传者，其阴已伤，阴虚于下则阳浮于上，水涸金枯，治宜甘以养阴，润以养肺，而兼治根本之真阴，则肺自宁矣。然形气

① 苦汁：孙本、裘本均作“若汁”，《素问》原文作“胆汁”。据文义改。

② 失气：即“矢气”。

③ 喑：哑，不能说话。

病气[①]俱虚者，又当培补其中气。而命门阳虚不能纳气者，则亦当温气以化水，不然无济也。

胀卒痛肠澼如疟积消瘅病第七

【胀】　鼓胀之因，《经》以病厥气在下，营卫留止，寒气逆上，真邪相攻，两气相搏，乃合为胀[②]。又曰五脏阳已竭[③]。又曰合之于真，三合乃得[④]。夫厥气在下者，此病根也。

人身上下，阳布阴生，则肺行而肾纳，何有厥？厥气在下，此肺不行而肾失纳也。大气既厥，则营卫之流行经络者留止，而无根之阴气于是逆上，与真气相搏，寒气留而不行，乃合为胀也。又脏阳即光气运之气，今脏阳已竭，则诸停而不行可知也。又曰合之于真，三合而得。《经》既以胀为卫逆于营，而曰三合而得，则虽在血脉，而合经络、合脏、合腑，固阴阳俱有矣。然而要言之，则厥气在下，此胀之本也。故诊之其脉大坚以涩者，胀也。大者，邪气之盛；坚者，邪气之实。两气相攻，胀而已成，故其脉大坚，以厥于阳而实也。涩者，气血之虚，不能流利，此阴气之衰。阴气，真气也，此厥于阴而虚也。阴虚阳坚，中气已损，其胀必矣。是以满而坚者，知其为阴在脏，大而坚者，知其为阳在腑，皆以三合而得，于是有脉胀、肤胀、五脏胀、六腑胀，而又有水胀、鼓胀、肠覃、石瘕[⑤]、石水之别。要在明知逆顺，补虚泻实，所谓其道在一也。

---

① 形气病气：形气指精气元气；病气指疾病表现于面部的气色。
② 厥气在下……乃合为胀：语见《灵枢·胀论》。
③ 五脏阳已竭：语见《素问·汤液醪醴论》。
④ 合之于真三合乃得：语出《灵枢·胀论》。乃，《胀论》作“而”。
⑤ 石瘕：孙本、裘本俱作“石瘢”，据《灵枢》原文改。

五脏六腑各有畔界①，其病各有形状。营气②循脉，卫气之逆为脉胀，卫气并脉循分为肤胀③。夫营行脉中，其精专未必即胀。卫则悍疾滑利而行分肉，故必由卫气之逆而后病，及于营则为脉胀，是以凡胀皆发于卫。若卫气逆而并于脉，复循分肉之间，则为肤胀。然胀无常所，既胀于皮肤，则排脏腑而廓胸胁。凡膻中心主之宫城，胃之太仓，咽喉小肠之传逆，胃之闾里④门户，及五窍⑤、廉泉、玉英⑥之津道，无不受胀也。故心胀者，烦心短气，卧不安。肺胀者，虚满而喘嗽。肝胀者，胁下满而痛引小腹。脾胀者，善哕，四肢烦悗，体重不胜衣，卧不安。肾胀者，腹满引肾⑦央央然⑧，腰髀痛。胃胀者，腹满，胃脘痛，鼻闻焦臭，妨于食，大便难。大肠胀者，肠鸣而痛濯濯⑨，冬日重感于寒，则飧泄不化。小肠胀者，小腹䐜胀，引腰而痛。膀胱胀者，少腹满而气癃。三焦胀者，气满于皮肤中，轻轻⑩而不坚。胆胀者，胁肋下痛，口中苦，善太息⑪。

水胀之始起也，目窠上微肿，如新卧起之状，其颈脉动，

---

① 畔界：边界。

② 营气：孙本、裘本俱作“营色”，据《灵枢·胀论》原文改。

③ 五脏六腑……为肤胀：语出《灵枢·胀论》。

④ 闾里：古代称民户居住的处所。二十五户为一闾，五十户为一里。

⑤ 五窍：指胃肠道之五窍，即咽门、贲门、幽门、阑门、魄门。

⑥ 玉英：穴位名，位于舌下，亦称玉液穴，为津液外泌的孔道，与廉泉并称“津窍”。

⑦ 肾：《灵枢》原文为“背”。

⑧ 央央然：即“怏怏然”，不快意的样子。

⑨ 濯（zhuó 灼）濯：象声词，即肠鸣濯濯而痛。

⑩ 轻轻：浮而不实的样子。

⑪ 心胀者……善太息：语出《灵枢·胀论》。

时咳，阴股间寒，足肿，胀腹乃大，其水已成矣。以手按其腹，随手而起，如里水之状，此其候也[①]。水与肤胀下六事，病异而形相似，宜有以别之。目之下，为目窠；颈脉之阳明，人迎也；水邪乘胃，故颈脉动；水之标在肺，故时咳；厥阴邪结于阴分，故阴股间寒；按水囊必随手而起，故病水者，亦若是。

肤胀者，寒气客于皮肤之间，鼕鼕[②]然不坚，腹大，身尽肿，皮厚，按其腹窅[③]而不起，腹色不变，此其候也。寒气客于皮肤，则阳气不行，气在气分，故有声若鼓；气本无形，故不坚；气无气不至，故腹大，身尽肿。若因于水，则有水处肿，无水处不肿。然有水则皮泽而薄，无水则皮厚。气在肤腠，按而散之，不能猝聚，故窅而不起。腹色不变者，皮厚故也。

鼓胀者，腹胀，身皆大，大与肤胀等，色苍黄，腹筋起，此其候也。色苍黄者，赤皮厚腹也，即不变之义，但腹有筋起，为稍异耳。此病亦在气分，故名鼓胀也。

肠覃[④]者，寒气客于肠外，与卫气相搏，因有所系着，恶气乃起，瘜肉乃生，大如鸡卵，及其成也，如怀子之状。大者离藏，按之则坚，推之则移，月事以时下。覃，延布而深也。寒气与卫气畜积不行，汁沫所聚，留于肠外，致癖积瘜肉生。离藏者，越藏也。然邪客于肠外，不在胞中，故无妨于月事。

---

① 水胀之始……其候也：语出《灵枢·水胀》。此条至以下论水胀诸条引文均出《灵枢·水胀》。

② 鼕（kōng 空）鼕然：声音像鼓一样中空。

③ 窅（yǎo 咬）：下陷。

④ 肠覃：古病名。指妇女下腹部肿块，附肠而生，而月经又能按时来潮的病证。

石瘕[①]者，生于胞中，寒气客于子门[②]，子门闭塞，气不得通，恶血当泻不泻，衃血[③]留止，日以益大，状如怀子，月事不行，皆生于女子，可导以下。胞即子宫也，男女皆有，男谓精室，女谓血海，寒既相搏，则子门闭寒，衃血留止，其坚如石，故曰石瘕。此妨月事，唯女子有之。

石水一症，岐伯本章无答，必阙文也。《阴阳别论》曰：阴阳结斜，多阴少阳，曰石水，少腹肿。其义即此，述见“阴阳”[④] 中。

按《内经》治肿胀，首义以去菀陈莝，开鬼门，洁净府[⑤]。去菀陈莝者，开其郁积也；开鬼门，发汗也；洁净府，利水也。其治以表里上下分消为主，而《至真要大论》曰：诸湿肿满，皆属于脾。《水热穴论》曰：其本在肾，其末在肺，皆聚水也。又曰：肾者，胃之关也，关门不利[⑥]，故聚水而从其类也。《内经》之言，鼓胀不惟五脏六腑，凡五运六气，司天在泉，胜复淫郁，无不皆有，然无有不干于脾、肺、肾三脏者。盖脾主运化精微，肺主气而行治节，肾主五液而行水。故五气所化之液，悉属于肾；五液所行之气，悉属于肺；转输二脏，利水生金，悉属于脾。所以肿胀之生，无不由三者之失职。然又必先由肾气不足，下气厥上，三合而成，故其症虚实不伦，实中有虚，虚中有实。行其实，当顾其虚，补其虚，毋忘其实，而卒归于

① 石瘕：古病名。指女子寒瘀留积滞胞宫所致腹腔肿块。

② 子门：又称子户，指胞宫开口处。《类经》卷十六《疾病类》：“子门，即子宫之门。”

③ 衃（pēi 胚）血：凝固呈赤黑色的败血。衃，瘀血。

④ 阴阳：指本书卷三述病部上“阴阳第一”篇。

⑤ 去菀陈莝……洁净府：语出《素问·汤液醪醴论》。

⑥ 关门不利：孙本、裘本俱作“关不利”，据《素问》原文改。

大补脾肾，以培根本，则得之矣。张介宾《胀论》可以熟玩，姑举其要附此。

【卒痛】 卒痛诸症，种种不同，皆本寒邪之入经脉，环周不休，变而积留凝泣①。或在脉外，或在脉中，或在肠胃膜原，或在冲脉，或在厥阴，或在小肠膜原络血之中。或五脏阴气厥逆，或从肠胃厥逆而上，或留为瘅热坚干于小肠，是以其证多端。在脉外者，卒然而痛，得炅则痛立止。惟重中于寒，则痛久不散。在脉中者，与炅气相薄则脉满，故痛不按。甚则寒气稽留，炅气从上，则脉充大而血气乱，故痛甚不可按②。在膜原之下，血不得散，小络急引，故痛；按之则血气散而痛止。在冲脉者，随腹直上，寒逆而不通，故喘动应手。其在夹脊者，其气深，按亦不及，按无益也。其客背俞者，脉泣血虚，血虚则痛，而其俞注于心，故相引而痛，若按之则热气至，而痛亦止。客于厥阴之脉者，厥阴部胁肋小腹，血泣脉急，故胁肋与小腹相引而痛也。客于阴股上及少腹，上下相引，故腹痛引阴股。若寒气客于五脏，其阴气厥逆上泄，阳气未入，故卒然痛，死不知人也，至气复反则乃生矣。客于肠胃，则厥逆上出，故痛而呕。客于小肠，不能成聚，故腹痛后泄。又稽留其热于小肠，则瘅热焦渴，肠中痛而坚干不得出，故痛而闭不通。然此皆寒气也，寒不入则脉不涩，脉不涩而气乃流通矣。其征于色部者，白为寒，青黑为痛，亦视而可知也。其痛处，脉坚而泣，及陷下亦扪

① 泣：通“涩”。杨上善注：“泣，音涩。”《素问·五脏生成》：“凝于脉者为泣。”

② 寒气稽留……不可按：语见《素问·举痛论》。本节所引“卒痛”诸条文均语出《素问·举痛论》。

而可得也。治此者，温之而已。其热而闭者，斟酌下之而已。然有里虚而痛者，阴不足也，非养阴不可；上虚而痛，心脾伤也，非补中不可；下虚而痛，脱泄亡阳也，非速救温补命门不可。此又以温而兼补之治也，孰云痛无补法哉？

【肠澼】　肠澼之成，以阴不胜阳，阳入阴而乘之，使热郁下焦，传道之官失职，久而乃成。成则数欲大便而不得快，或刮积而痛，或下澼澼声，聚如蟹沫。其病如今之痢，实痢之别种也。痢以暑邪及夏月饮食滞腻停积而成，及秋而发，亦有非时而发者，此非肠澼之厉也。肠澼起足三阴，厥热留滞，与手少阴、手厥阴热邪移下，而大肠受之，故其症虽与痢同，而实为诸阴根柢之邪所致。何则？阴者，地气也，其气主内，若起居不时，饮食不节，积虑房劳，皆足伤阴，阴伤则一身之阳袭而下陷，因入五脏而乘阴位，阳陷于阴而不得舒升，则䐜满闭塞，久为肠澼。夫下气厥而上，阳不胜阴，则为䐜胀。阴自乘阴，寒气聚沫，留着则为澼积。唯五脏阴伤，阴不胜阳，遂致阳陷下焦，而阻其传道，是以为肠澼也。《经》曰：因而饱食，筋脉横解，肠澼为痔[①]。此症以热郁食塞，阳气不能流散而下乘尻阴，故为痔。痔亦肠澼之类也，推此可以知矣。然其症伤阴特甚，故多下血。而唯肾传脾者为最甚，以酒色两伤之故也。顾[②]心肝澼亦下血，而以酒伤脾者，为酒积，所谓下白沫[③]者如酒积之类；下纯血者，如手少阴、足厥阴则乘之类；下脓血者，如肾移脾之类也。大约治法，肠胃自伤者，调节饮食，升其阳

---

① 因而饱食……肠澼为痔：语见《素问·生气通天论》。

② 顾：只是，不过。

③ 白沫：当为“黄沫”。《症因脉治》卷四：“酒积腹痛之症，痛而欲利，利下黄沫，天明即发，饮酒痛甚，小便赤涩。”

气，以和其阴；自肝来者，于土中泻水；自肾来者，温养命门，以升中土。此其法矣。

【如疟】　如疟者，内因正气不足，肝脾相乘，伤于营卫，而厥阴、少阳心主寒热，又以司天六气，胜复会遇之时，因而感发，如有疟状，或一日发，或间日发。大约阴气多而阳气少，其发日远；阳气多而阴气少，其发日近。以胜复相搏，盛衰之节，应亦同法。盖寒热者，阴阳之气也；迟速者，阴阳之性也。人之阴阳，则水火也，营卫也。内而心肾不交，木土相克，则水火营卫偏胜不和。阴阳和则血气匀，表里治；阴阳不和，则胜复之气会遇之时，克制①见矣。阳入之阴，则阴不胜阳而为热；阴出之阳，则阳不胜阴而为寒。以阴阳之多少为发作之迟速。然所谓正疟亦同者，阴阳出入之理也。其不同者，有邪无邪之辨也。有邪则但由营卫之相会以为止作，无邪则直由水火之争胜以为盛衰，一在治邪，一在持正，症同而治各不同矣。

【积】　积之始生，得寒乃生，厥乃成积②。又曰：卒然多饮食，则肠满，起居不节，用力过度，则络脉伤，阳络伤则血外溢，阴络伤则血内溢，为后血③。故肠胃之络伤，则血溢于肠外，有寒汁沫与血相搏，则并合凝聚不得散而积成矣。又曰：内伤于忧恐则气上逆，逆则六输④不通，温气不行。且外中下寒与此偕厥，凝血蕴里而不散，津液涩着而不去，则积皆成矣。

---

① 克制：原作“刻制”，据文义改。

② 积之所生……厥乃成积：语见《灵枢·百病始生》。本节论“积”所引诸条文均语出《灵枢·百病始生》。

③ 后血：孙本、裘本俱作“役血”，误，据《灵枢·百病始生》改。

④ 六输：六经之输穴。

夫经络之气，得寒则厥，内伤肝肾脾，外厥寒气，两厥别先逆于下，而为足悗。悗，肢节痛而不便利也。于是足胫寒，血气凝涩，渐入肠胃，阳不化气，而肠外汁沫迫聚不散，兼卒暴多食，使肠胃运化不及，汁溢膜外，与血相搏，又或起居用力过度，络伤血动，瘀血得寒，则食积、血积所不免矣。

【消瘅】消瘅之名，消则消铄肌肉，瘅为内有郁热。五脏之脉，皆以微小者为消瘅①，是五脏之精气不能充满于营，而内有郁热以铄之也。故诊以脉实大者为顺，虽病久可治。若脉虚小坚，则精枯血竭，不能耐久矣。盖消瘅之疾，皆起于不足，是以《灵枢》言：五脏皆柔弱者，善病消瘅②。夫皆柔弱者，云是天元形体不充也。大气不足，五脏气馁，则阴虚生内热。内热不解，则外消肌肉。若肥贵人，则膏粱甘脆，发热以致之，亦谓之消瘅。此病与三消异，盖此以心肾肝三经之阴虚生热所致，故所谓热中消中者，其不可服芳草石药③也。若服之，则撄④其发癫⑤发狂，使急疾坚劲之气激之为剽悍，不重使木克土尽乎？故《经》以为服此者，甲乙日更论⑥也。

《内经》消自为一种，即后世所谓三消也。如《气厥论》之肺消、鬲消，《奇病论》之消渴，此上消也，多饮而渴不止者也。《脉要精微论》“瘅成为消中”，《师传》篇“胃中热则消谷，令人善饥”，此中消也。溲便频而膏浊不禁，肝肾主之，此下消也。夫三消之成，皆以水火不交，偏胜用事，燥热伤阴之

① 微小者为消瘅：语见《灵枢·邪气脏腑病形》。
② 五脏皆柔弱者善病消瘅：语见《灵枢·五变》。
③ 热中消中……石药：语出《素问·腹中论》。
④ 撄（yīng 英）：触犯。
⑤ 癫：原作“巅”，据文义改。
⑥ 更论：更当别论，此指病将加重。

所致。而要之五行之气相乘，阳胜固能消阴，阴胜亦能消阳，如风木乘二阳胃，为肌肉风消，心移寒于肺，饮一溲二，为肺消，则亢阳之衰而金寒水冷之为也。故由其燥热伤阴，而气不化水为消，亦由阴邪偏盛，阳不帅阴，而水不化气为消，其谓一也。

瘅又为一症，有脾瘅，有胆瘅。脾瘅者，口甘肥美之所发也。肥令人内热，甘令人中满，中满郁热，其气上溢，转为消渴。《内经》治之以兰，除陈气也。兰草性味甘寒，能利水道，其清气能生津止渴，可除陈积蓄热也。胆瘅者口苦，以肝取决于胆，而数谋虑不决，则胆气虚，虚则其气上溢而口为之苦，胆之脉会于咽也。

疝伏梁狂癫痫黄疸血枯病第八

【疝】　六经皆有风疝。疝者，痹气不行而聚起之谓。其脉必滑，而症必兼风者，疝症必动而聚，动则兼风，而聚则为疝，故脉必滑也。然《内经》独拈任脉为病，男子内结七疝，女子带下瘕聚①，则后世之言疝者本此。而疝亦不一也，有狐疝，以其出入不常也；有癞疝，以其顽肿不仁也；有冲疝，以其自少腹冲心而痛也；有厥疝，以积气在腹中，而气逆为疝也；有瘕疝，以少腹冤热而痛，出白②，名曰蛊③者也。凡此诸疝症，皆病在中极之中，少腹之间，总诸阴之会，而上于关元，无不由任脉为之原。夫前阴少腹之间，乃足三阴、阳明、任、冲、督脉之所聚，故其疝症又有少阳有余，病筋痹而及肝风疝者，

---

① 任脉为病……瘕聚：语见《素问·骨空论》。

② 出白：汗出。

③ 少腹冤热……名曰蛊：语出《素问·玉机真脏论》。

以少阳相火犯阴伤筋，而动肝木之风，因聚为肝疝者也。又太阳与肾，风寒合邪，伤阴而聚于肾，为肾风疝。又厥阴有余，病阴痹，滑则病狐疝。厥阴位下焦，总诸筋，其气壅而不升，则阴痹而脉见滑，为狐风疝。盖诸症其来不一，而总见于任脉之间，以任总诸阴之所聚故也。乃其症，一由于热，一由于寒，一由于虚，一由于劳，而犯阴伤筋则同，故其病皆在阴，其伤皆在筋，其动如风，其结如山，所以有疝之名也。后世妄立疝名，而不明其所由，若静究所以，则治法固可了然矣。

【伏梁】　《经》中有伏梁二种，皆居肓之原，而当肠胃之外，连三阴冲带之间，一为裹大脓血，一为寒厥成积。以其伏而在下，故名曰伏；强梁坚硬，故名曰梁。又以天枢之中，横居其际，故亦名为梁。其裹大脓血，在少腹上下左右，皆有根系，延积既久，根结自深，其下行者能下脓血，上行者能迫胃脘。苟居脐上，则渐逼心肺，故为逆；唯居脐下者，其势犹缓，故为从。此不易治，若妄攻以夺胃气，徒伤无益，而又害之也。

一症身体髀胻皆肿，环脐而痛①，此亦在冲脉之分，而结于脐腰，病在肓之原，所谓下气海也。其病为风根，即寒气而厥之成积者也。其积之成，使肾家水寒之气壅而不得行，故身体髀胻皆肿，而又环脐痛也。此为阴阳之积，不当妄动妄下。妄下则愈伤其阴，阴伤则积气愈壅，而水道不利矣。

【狂】　狂之为病，先自悲也，善妄、善怒、善恐；少卧不饥，已而自高贤也，自辩②智也，自尊贵也，善骂詈，日夜不

---

① 身体髀胻皆肿环脐而痛：语见《素问·玉机真脏论》。

② 辩：原作“辨”，据《灵枢·癫狂》改。

休；又好歌乐，妄行不休，多食，善见鬼神①。此则得之有所大恐、大忧、大喜，失神之所致也。至若阳明之外感病，亦能发狂，上屋登高而呼，弃衣而走，骂詈不避亲疏，以则邪并于阳则狂，亦曰重阳则狂②也。然彼以心疾，此以热病。阳明为心君之所居，热并其部，势必及之，故亦失神也。又以心肾不交，二阴二阳皆交，至病为肾之水窒，而龙火逆上，与阳明之热交并，亦能使神惑志失，而为癫疾为狂，骂詈妄行，此所谓肾精不守，不能主里，使心火自焚也。又有所谓怒狂者，阳气因暴折而难决，故善怒而狂，亦所谓阳厥也。治之以生铁落为之饮，且夺其食③，则病已。以夺食则不长气于阳，而铁落能下气已。

【癫】 癫疾始生，先不乐，头重痛，视举目赤；啼呼喘悸，反僵而及骨与筋；脉皆满④。故骨颠⑤疾者，颇⑥齿诸腧，分肉皆满而骨居，汗出烦冤；筋颠疾者，身卷挛急；脉颠疾者，暴仆，四肢之脉皆胀而纵，脉满，苦呕，多沃沫，气下泄者，皆不治⑦。颠颇与痫、瘛相似，而不同者，以无暂止也。大约肝病居多，先不乐，肝乘心也；头重痛，肝气上巅⑧也；视举，肝之目系急也；目赤，火也；啼呼喘悸，肝满乘心，而惑志失神也；反僵，则急在筋也。其筋骨脉皆满，则与痫瘛同，但无

---

① 狂之为病……善见鬼神：语本《灵枢·癫狂》。

② 重阳则狂：语见《难经·二十难》。

③ 夺其食：禁食。

④ 癫疾始生……脉皆满：语本《灵枢·癫狂》。

⑤ 颠：通“癫”。《急就篇》：“疝瘕颠疾狂失响。”颜师古注：“颠疾，性理颠倒失常，亦谓之狂獝，妄动作也。”

⑥ 颇（kǎn 砍）：本义为因饥饿而面黄肌瘦的样子。此处意同“颔”，指腮部。

⑦ 骨颠疾者……皆不治：语出《灵枢·癫狂》。

⑧ 巅：原作“癫”，据文义改。

止时耳。乃脉大滑者，久自已，脉小坚急，死不治[①]者，阳搏于阴。而脉滑，阴犹盛也，故久自已；小坚急，肝之真脏见矣，故不治。呕多沃沫，气下泄者，呕多为胃气逆，沃沫为脾已弛，气下泄则肾关已不守，二者俱无胃气，故死不治。又曰：虚则可治，实则死[②]。虚者，谓脉缓而不坚急也，实则弦急，生机绝矣。

【痫】　考《内经》痫症之条，二阴急为痫厥，心脉满大，痫瘛筋挛，肝脉小急，痫瘛筋挛[③]。足少阴筋病，生痫瘛及痉[④]。是其症在肾气之厥，而邪伤在阴与筋也。肾气主少阴与枢，少阴逆而枢失，则气塞于经而上行。少阴脉系舌本，塞则喉音隘不容发，故声若羊豕。然经时必止者，气复反则已，是以不与颠同也。其为心脉满大而痫瘛者，肾逆而心火郁，故满大；逆于肝者，缘肝阴先不足，而肾气逆之故。肝脉小急，亦痫瘛筋挛。肝阴虚，故小；肾逆于肝，故急。凡痫必兼瘛。而曰二阴急为痫厥者，以少阴厥而后痫也。又阳维从少阴至太阳，动苦[⑤]肌肉痹及下部不仁，又苦颠仆羊鸣甚者，失音不能言。阴维从少阳斜至厥阴，动苦癫痫僵仆，羊鸣失音。盖阳维维于诸阳，而从少阴至诸阳，是阴为阳根也，根出少阴，故能维于诸阳。而少阴阴邪从而至于诸阳，故能塞诸阳之会，而动苦肌痹不仁，又苦癫痫羊鸣失音。失音者，少阴不至，则为喑也。阴维从少阳至厥阴，是阳为阴鼓也，动在少阳，故能鼓诸阳而

① 脉大滑者……死不治：语见《素问·通评虚实论》。
② 虚则可治实则死："语见《素问·通评虚实论》。
③ 二阴急……痫瘛筋挛：语出《素问·大奇论》。
④ 足少阴筋病生痫瘛及痉：语本《灵枢·经筋》。
⑤ 苦：孙本、裘本俱作"若"，据《脉经》卷二《平奇经八脉病》改。

为维。而少阳既衰，阴邪遂壅，亦能全塞诸阴之会，而筋络相引，故亦动苦癫痫僵仆，羊鸣失音。此虽不拈少阴，而厥阴之方亦少阴之失枢也。观此则诸痫可以意识矣。

【黄疸】 疸以目黄，已食如饥，溺黄赤，安卧者，名曰黄疸。而《论疾诊尺》篇①曰：身病而色微黄，齿垢黄，爪甲上黄，黄疸也。然疸有三，其候心中热，足下热，为酒疸。已食如饥，善消②谷食，为胃疸，所谓谷疸也。又有谷疸脉小而涩，不嗜食者，言中寒也。其女劳疸者，额上黑，微汗出，手足中热，薄暮③即发热，膀胱急，小便自利④，女劳疸也。三疸证稍异，而以目黄、身黄为中州瘀热不行，外痹中热，溺黄赤为主。然其膀胱急而小便自利者，乃为伤阴伤肾，其治当别，不可以酒疸、谷疸同治也。

【血枯】 血枯⑤一症，《内经》述一病源以为榜样，而曰胸胁支满，妨于食，病至先闻腥臭，出清液，唾血，四肢清冷，头目眩晕，时时前后血⑥，此名血枯⑦。支满满⑧如支隔也。肺主气，其嗅腥；肝主血，其嗅臊。肺气不能平肝，则肝肺俱遂于上，浊气不降，清气不升，故闻腥臭而吐清液也。唾血，血不归经也。四肢清冷，气不能周也。头目眩晕，失血多而气随血去也。气既乱，故前后阴血不时见，而月信反无期也。夫肾

---

① 论疾诊尺篇：指《灵枢·论疾诊尺》。
② 消：原作“销”，据文义改。
③ 薄暮：太阳快落山的时候称薄暮。
④ 额上黑……小便自利：语见《金匮要略·黄疸病脉症并治》。
⑤ 血枯：病名，以妇女月经闭塞不行为主症。
⑥ 前后血：大便、小便出血。
⑦ 胸胁支满……血枯：语出《素问·腹中论》。
⑧ 支满满：胸胁胀满的样子。

主闭藏，肝主疏泄，此症不惟伤肾，而且伤肝，至其久则三阴俱亏，所以有先见诸症，终必至于血枯，月信断也。丈夫犯此，亦不免为精枯，所谓劳损之属也。然其症与血隔[1]相似，皆经闭不通之候，而枯与隔相反。隔病发于暂，或痛或实，通之则血行；枯则冲任内竭，必不可通者也，唯养阴补气，使其血充可耳。

① 血隔：病证名，症见妇女月经闭阻不通。《景岳全书·妇人规》："隔者，隔阻也。血本不虚，而或气或寒，或积，有所逆也。隔者，病发于暂，其证或痛或实，通之则行而愈。"

校注后记

《内经博议》四卷，在《中国中医古籍总目》中被列在“医经·内经·发挥”类中，为清初医家罗美钻研《内经》并结合临床经验所撰写的医论集。以下就《内经博议》一书的作者、版本情况和研究内容作一简要说明。

一、作者生平

罗美，字澹生，号东逸，别号东美，原籍安徽新安（即安徽徽州），后寓居江苏常熟虞山。罗氏约生活于清代康熙初年，其具体生卒年代不详。罗氏的另一部医学著作《古今名医方论》成书年代为“康熙乙卯”，即1675年，而为《内经博议》写序的赵汝揆，据记载系明末清初人，此可佐证罗美的部分生平。

罗美是康熙年间常熟名儒，《常昭合志》说他“贯通经史，明究《易》理，尝用迁固志传体变左传编年，以便初学”。同时他又兼习岐黄术，对《内经》《难经》《伤寒》等钻研颇深，并博览各家，晚年则专以“医术济人”，颇得美誉。罗氏一生著述颇丰，据清代著名藏书家孙从添在《内经博议》中的题记所言，罗美撰著有“十二种”之多，但传世者仅见五种，分别为《左氏春秋便览》、《古今名医方论》四卷、《古今名医汇粹》八卷、《内经博议》四卷和《内经挈领增删集注》二十二卷。

二、《内经博议》的版本流传

《内经博议》的具体成书年代不详，根据现有最早版本中并无明显避讳现象，凡“福”“临”“玄”“烨”“胤”“禛”等字均无避改，仍用原字，推断该书成书时间当在康熙中期以前。

按多种目录书所记，《内经博议》成书后没有刻印刊行，但据《常昭合志·艺文志》记载，《内经博议》《古今名医汇粹》《古今名医方论》均有“稽瑞楼书目刊本”，然而今世并未见，只存抄本。

目前得知的抄本主要有两种版本。一种为早期本，或称康熙年本。此种本以人道部、脉法部、针刺部、病能部、天道部和述病部为目次顺序，全书58篇。属于此类的有南京图书馆收藏的孙从添批点本（以下称孙本），该本文中未见避讳现象。据书中孙氏所记，他批阅此书的时间为乾隆元年十二月，故得到此本的时间亦不晚于乾隆元年（1736）。此本是目前所见最早的抄本，故比较贴近罗氏原书的基本面貌。但该本非足本，抄录时少录3篇（《脉法部》的“诊法论”“神转不回论”和《病能部》的“太阳经经络及膀胱病论”）。属同一版本的抄本还有上海图书馆收藏的清代马秀夫复抄本（以下称马本）。此本正文首页有“慈溪柯韵伯校定”题署，但为残本，仅有卷一，其余各卷未见。在马本中已见到避讳现象，如玄、真等字均少一点，可知马本的抄录时间当在雍正年之后。此外，上海中医药大学藏有“费子祺抄”的清代节抄本亦为早期本，该本分上下二卷，内容缺少《天道部》和《病能部》两章。

另一种版本为后期修润本，或称乾隆年本。此种本以天道部、人道部、脉法部、针刺部、病能部和述病部为目次顺序，内容上在正文后又增加了“张子和九气感疾论”和“缪仲醇阴阳脏腑虚实论治”两篇附录，计60篇。此版本传抄流行比较广，现有收藏的图书馆包括中国科学院、上海辞书出版社、湖南省图书馆、湖北中医药大学等单位。这一版本均已出现了明显避讳现象，如“玄府”均改为“元府”。此本在对早期本目次进行重新编次的同时，在文字上也进行了部分删改和加工润色。同时，在各部正文篇节的排序上也与早期本不同，如早期本《针刺部》仅“十二原脏井木腑井金释”一篇，而后期修润本则将《人道部》的“辨十干纳脏腑之谬”移到针刺部，变为两篇。在文字上，两种版本也有所差异，后者有明显的加工润色痕迹，如对文中引用不很准确的《内经》条文作了更正，或者将一些口语化或文词较深奥的语句做了改写，使之更具可读性。从抄录时间看，此版本现存最早的本子是中科院图书馆所藏的许铀抄本（简称许本），抄录时间为乾隆三十二年(1767)。可惜该本保存不善，虫蛀较甚，许多字已难以辨认。而湖南图书馆所藏的唐成之藏本（简称唐本）为清末湖南名医唐成之于道光十九年从扬州廖君处购得收藏。唐氏喜好藏书，得《内经博议》之后，爱不释手，反复览阅，赞罗氏之作“其文章似椎，群书之冠，可师可法”，“每欲代刻行世”，但都因“尚未有暇，容俟再加点勘，徐图付梓”（唐成之跋语）。故此本的抄录时间当早于道光十九年。上海辞书出版社的裘吉生藏本（简称裘本）抄录时间不详，但从内容看与唐本完全相同，或是互为转抄本。裘吉生穷四十余年之收藏，得各类珍本医书三千余种，1936年他与上海世界书局合作，从所藏的三千余种医书中精心遴选出九十余种，编纂成《珍本医书集成》，其中就有《内经博议》。新中国成立后，上海世界书局并入上海辞书出版社，裘氏所藏之本现仍保存在该社图书馆，当年编辑排印时的笔记记号依然清晰可见。但裘吉生先生在付梓时又新增加了《天道部》“为运为气五六说”一篇，使该书的内容共计成为61篇。《珍本医书集成》的出版，使得《内经博议》一书得以更广泛传播，现网上所流传及建国后印刷出版的《内经博议》均是从《珍本医书集成》中辑取所得。此外，湖北中医药大学图书馆所藏本也系民国时期以裘本为底本的复抄本。

三、《内经博议》的基本框架与内容

《内经博议》全书共分为四卷六个部分。卷一为人道部、脉法部、针刺部；卷二为病能部、天道部；卷三、卷四为述病部。各论共计58篇。本书是罗美研读《内经》后的体会与发挥。罗氏将《内经》的理论依据阴阳、脏腑、气血、经络、诊法、运气、病理、疾病等基本理论框架分做不同专题，详细阐述了他对《素问》《灵枢》内容的理解和诠释。人道部主要阐发阴阳、脏腑、经络等方面的内容；脉法部则阐述了脉象原理、诊脉方法，以及对于胃脉、阳密乃固、气归权衡、神转不回等说的讨论；针刺部主要论述十二原四关等腧穴理论；病能部阐发脏腑、六经、奇经八脉之间相互联系及与三阴三阳岁气主病的关系，及其病理表现；天道部为对运气学说的诠解；述病部则分别论述了阴阳、虚实、寒热顺逆、风寒邪气热病，以及厥逆、痹、疟、痿、咳、胀、卒痛、肠澼、如疟、积、消瘅、疝、伏梁、狂、癫、痫、黄疸、血枯等十八种病证的证候和治则。

罗氏于每篇论中或是先提出自己的观点，再列举有关《内经》的条文，或是先列举条文，然后进行议论和阐述，所论多能结合自己的临床体会加以发挥，并对历代医家的有关诠解提出看法。

虽然后期修润本对早期本进行了重新编次和文字上的修改，但是经过比较，两者的差异并不大，特别是在对《内经》条文文意的理解上没有出现歧义，只是文字表达上稍有所不同。然而，后期修润本所增加的3篇新内容（“为运为气五六说”和附录“张子和九气感疾论”“缪仲醇阴阳脏腑虚实论治”）为后人所加，则不能反映罗氏的学术主张。

四、《内经博议》的学术特色及价值

自全元起首先注释《内经》始，历代注解发挥《内经》的医家不少，然而罗美对《内经》的发挥却与其他注解《内经》之书有所不同。罗美不是对《内经》条文做逐条逐句的释文解意，而是注重对《内经》理论的阐发，根据自己的临证体验，深入浅出，阐述心得，同时又能广参诸家之见，颇有见地。

罗氏著《内经博议》在方法上摒弃了随文诠释、以经解经的传统模式，在学术上“每多发前人所未发者”，对《内经》中的许多问题以自己的独特见解加以发挥。如卷首开篇即论“人道大阴阳疏”，将人体阴阳及其相互之间的关系分为先天奠立、形气致用、唱和相应、运动一致、脏腑职司和出入营卫六个层面进行阐述，条分缕析，使读者能清楚掌握阴阳在人体的作用及其互依互存、相互为用的特点。在讨论三焦问题时，罗氏不为所谓“有形”“无形”之争所囿，而是从三焦的功能出发，指出三焦为胃之匡廓，三焦之地皆阳明胃之地，三焦所主皆阳明胃所施，其气为腐熟水谷之用。“所以名三焦者，皆谓胃耳……其为后天谷神，出化之本，以出荣卫，以奉生身，使胃之气上升于肺，下输膀胱，后天之能事毕矣”。强调了三焦在人体消化功能中的重要作用。他在谈到五行生克关系时，强调“相克之道，乃更为相生，故五行五德之妙，反生为克，反克为生”。具体结合到脏腑，则“养心者，莫若补肾；保肺者，莫若宁心；调肝者，在于敛肺；扶脾者，在于达肝；而滋肾者，在于葆脾”。这对今天的脏腑养生有着一定的指导作用。罗氏论诊脉，强调要约不繁，认为“脉为胃气之本源，其阴阳精要即相为对待，相去悬绝之间，有甚精之察，而不必多名象之求也。

夫诊脉求病，求其为病之表里、寒热、虚实、顺逆而已”。此外，他在《述病部》开头就分别阐述了阴阳、虚实、寒热顺逆和风寒邪气等内容，可以认为是现在八纲辨证的雏形。

运气学说的内容在《内经博议》中占了较多篇幅。罗氏谙熟《易》学，善堪舆术，同时对运气学说十分精通，并运用自如，这在《内经博议》一书中有很多体现。罗氏对《内经》中运气学说的理解每与五行、经络、脏腑等密切联系，结合临床实际加以阐述，在论述阴阳、经络、脏腑时多参汇运气之变，特别在《病能部》一章，重点阐述了岁气变化所引起的各种病症。故清末医家叶霖评价说："运气之学，白首难穷，全元起以下数十家皆随文诠释，未能实有指归，惟罗东逸之《博议》差强人意。"此外，罗氏对阳密乃固、神转不回、气归权衡等论及各类疾病证治皆有精辟之处。

正因为《内经博议》的学术特色明显，所以自问世以来，虽然没有付梓刻印，但却被反复传抄，广泛流传，并被后人编次加工，充分展现出该书具有较高的学术价值。不少名家对此书青睐有加，孙从添就指出："《内经博议》四卷，医学精微，参互考订，符洽致病之由，治疗方法。于此显明《素问》《九卷》字字合法，真全生宝筏、救生灵丹也。"湖南名医唐成之购得此书后，自道光十九年至同治元年的24年中，数度批阅，朱笔点评，记曰："此书议论皆有至理，非如时下医依草附木者比。精思默会，自有悟交。"也有不少医家在自己的著作中引用罗氏的观点或内容，如清代王孟英的《温热经纬》中就有关于此书的观点转述。

五、小结

此次整理《内经博议》，对该书的版本和内容进行了调研和校勘，基本摸清了该书的版本情况和国内现存情况，并对该书的内容加以研究。《内经博议》为清代医家罗美所著，该书自问世以来，曾被辗转传抄，并经后世医家重新编次加工。目前有两种版本的抄本存世，一为早期本（康熙年本），另一为后期修润本（乾隆年本）。后者在目次和文字上对前者进行了加工，但两者在总体内容上差别不大，基本能反映罗氏原著原貌。后期修润本中的两篇附录及民国时期排印本中新增的“为运为气五六说”则为后人所加，不能反映罗美的学术思想。

本次整理校勘采用南京图书馆所藏孙从添点校本（抄本）作为底本。该本为早期本，抄录时间当不晚于乾隆元年（1736年）。虽然在抄录时漏抄《脉法部》的“诊法论”“神转不回论”和《病能部》的“太阳经经络及膀胱病论”等3篇，仅存55篇正文，但因该本版本较早，保存完好，文字工整清晰，故被《续修四库全书》子部医家类收入。上海图书馆所藏马秀夫抄本，亦为早期本，虽为残本，但保留了《诊法论》和《神转不回论》两篇正文，故此次整理据以辑补。

《内经博议》是罗美穷究《内经》的心得体会，其在研究方法上不循旧俗，在观点论述上能发人未发，得到诸多名医的赞赏，故具有较高的学术价值。

总书目

医经

内经博议
内经提要
内经精要
医经津渡
素灵微蕴
难经直解
内经评文灵枢
内经评文素问
内经素问校证
灵素节要浅注
素问灵枢类纂约注
清儒《内经》校记五种
勿听子俗解八十一难经
黄帝内经素问详注直讲全集

基础理论

运气商
运气易览
医学寻源
医学阶梯
医学辨正
病机纂要
脏腑性鉴
校注病机赋
内经运气病释
松菊堂医学溯源
脏腑证治图说人镜经
脏腑图书症治要言合璧

伤寒金匮

伤寒考
伤寒大白
伤寒分经
伤寒正宗
伤寒寻源
伤寒折衷
伤寒经注
伤寒指归
伤寒指掌
伤寒选录
伤寒绪论
伤寒源流
伤寒撮要
伤寒缵论
医宗承启
桑韩笔语
伤寒正医录
伤寒全生集
伤寒论证辨
伤寒论纲目
伤寒论直解

伤寒论类方
伤寒论特解
伤寒论集注（徐赤）
伤寒论集注（熊寿试）
伤寒微旨论
伤寒溯源集
订正医圣全集
伤寒启蒙集稿
伤寒尚论辨似
伤寒兼证析义
张卿子伤寒论
金匮要略正义
金匮要略直解
高注金匮要略
伤寒论大方图解
伤寒论辨证广注
伤寒活人指掌图
张仲景金匮要略
伤寒六书纂要辨疑
伤寒六经辨证治法
伤寒类书活人总括
张仲景伤寒原文点精
伤寒活人指掌补注辨疑

诊　　法

脉微
玉函经
外诊法
舌鉴辨正
医学辑要
脉义简摩
脉诀汇辨
脉学辑要
脉经直指
脉理正义
脉理存真
脉理宗经
脉镜须知
察病指南
崔真人脉诀
四诊脉鉴大全
删注脉诀规正
图注脉诀辨真
脉诀刊误集解
重订诊家直诀
人元脉影归指图说
脉诀指掌病式图说
脉学注释汇参证治

针灸推拿

针灸节要
针灸全生
针灸逢源
备急灸法
神灸经纶
传悟灵济录
小儿推拿广意
小儿推拿秘诀
太乙神针心法
杨敬斋针灸全书

本　　草

药征
药鉴
药镜
本草汇
本草便
法古录
食品集
上医本草
山居本草
长沙药解
本经经释
本经疏证
本草分经
本草正义
本草汇笺
本草汇纂
本草发明
本草发挥
本草约言
本草求原
本草明览
本草详节
本草洞诠
本草真诠
本草通玄
本草集要
本草辑要
本草纂要
药性提要
药征续编
药性纂要
药品化义
药理近考
食物本草
食鉴本草
炮炙全书
分类草药性
本经序疏要
本经续疏
本草经解要
青囊药性赋
分部本草妙用
本草二十四品
本草经疏辑要
本草乘雅半偈
生草药性备要
芷园臆草题药
类经证治本草
神农本草经赞
神农本经会通
神农本经校注
药性分类主治
艺林汇考饮食篇
本草纲目易知录
汤液本草经雅正
新刊药性要略大全
淑景堂改订注释寒热温平药性赋
用药珍珠囊　珍珠囊补遗药性赋

方　书

医便
卫生编
袖珍方
仁术便览
古方汇精
圣济总录
众妙仙方
李氏医鉴
医方丛话
医方约说
医方便览
乾坤生意
悬袖便方
救急易方
程氏释方
集古良方
摄生总论
摄生秘剖
辨症良方
活人心法（朱权）
卫生家宝方
见心斋药录
寿世简便集
医方大成论
医方考绳愆
鸡峰普济方
饲鹤亭集方
临症经验方
思济堂方书
济世碎金方
揣摩有得集
亟斋急应奇方
乾坤生意秘韫
简易普济良方
内外验方秘传
名方类证医书大全
新编南北经验医方大成

临证综合

医级
医悟
丹台玉案
玉机辨症
古今医诗
本草权度
弄丸心法
医林绳墨
医学碎金
医学粹精
医宗备要
医宗宝镜
医宗撮精
医经小学
医垒元戎
证治要义
松厓医径
扁鹊心书
素仙简要

慎斋遗书
折肱漫录
济众新编
丹溪心法附余
方氏脉症正宗
世医通变要法
医林绳墨大全
医林纂要探源
普济内外全书
医方一盘珠全集
医林口谱六治秘书
识病捷法

温　　病

伤暑论
温证指归
瘟疫发源
医寄伏阴论
温热论笺正
温热病指南集
寒瘟条辨摘要

内　　科

医镜
内科摘录
证因通考
解围元薮
燥气总论
医法征验录
医略十三篇
琅嬛青囊要
医林类证集要
林氏活人录汇编
罗太无口授三法
芷园素社痎疟论疏

女　　科

广生编
仁寿镜
树蕙编
女科指掌
女科撮要
广嗣全诀
广嗣要语
广嗣须知
孕育玄机
妇科玉尺
妇科百辨
妇科良方
妇科备考
妇科宝案
妇科指归
求嗣指源
坤元是保
坤中之要
祈嗣真诠
种子心法
济阴近编
济阴宝筏
秘传女科

秘珍济阴
黄氏女科
女科万金方
彤园妇人科
女科百效全书
叶氏女科证治
妇科秘兰全书
宋氏女科撮要
茅氏女科秘方
节斋公胎产医案
秘传内府经验女科

儿　　科

婴儿论
幼科折衷
幼科指归
全幼心鉴
保婴全方
保婴撮要
活幼口议
活幼心书
小儿病源方论
幼科医学指南
痘疹活幼心法
新刻幼科百效全书
补要袖珍小儿方论
儿科推拿摘要辨症指南

外　　科

大河外科
外科真诠
枕藏外科
外科明隐集
外科集验方
外证医案汇编
外科百效全书
外科活人定本
外科秘授著要
疮疡经验全书
外科心法真验指掌
片石居疡科治法辑要

伤　　科

正骨范
接骨全书
跌打大全
全身骨图考正
伤科方书六种

眼　　科

目经大成
目科捷径
眼科启明
眼科要旨
眼科阐微
眼科集成
眼科纂要
银海指南
明目神验方
银海精微补

医理折衷目科

证治准绳眼科

鸿飞集论眼科

眼科开光易简秘本

眼科正宗原机启微

咽喉口齿

咽喉论

咽喉秘集

喉科心法

喉科杓指

喉科枕秘

喉科秘钥

咽喉经验秘传

养　生

易筋经

山居四要

寿世新编

厚生训纂

修龄要指

香奁润色

养生四要

养生类纂

神仙服饵

尊生要旨

黄庭内景五脏六腑补泻图

医案医话医论

纪恩录

胃气论

北行日记

李翁医记

两都医案

医案梦记

医源经旨

沈氏医案

易氏医按

高氏医案

温氏医案

鲁峰医案

赖氏脉案

瞻山医案

旧德堂医案

医论三十篇

医学穷源集

吴门治验录

沈芊绿医案

诊余举隅录

得心集医案

程原仲医案

心太平轩医案

东皋草堂医案

冰壑老人医案

芷园臆草存案

陆氏三世医验

罗谦甫治验案

临证医案笔记

丁授堂先生医案

张梦庐先生医案

养性轩临证医案

养新堂医论读本

祝茹穹先生医印

谦益斋外科医案

太医局诸科程文格

古今医家经论汇编

莲斋医意立斋案疏

医　　史

医学读书志

医学读书附志

综　　合

元汇医镜

平法寓言

寿芝医略

杏苑生春

医林正印

医法青篇

医学五则

医学汇函

医学集成

医学辩害

医经允中

医钞类编

证治合参

宝命真诠

活人心法（刘以仁）

家藏蒙筌

心印绀珠经

雪潭居医约

嵩厓尊生书

医书汇参辑成

罗氏会约医镜

罗浩医书二种

景岳全书发挥

新刊医学集成

寿身小补家藏

胡文焕医书三种

铁如意轩医书四种

脉药联珠药性食物考

汉阳叶氏丛刻医集二种